现代临床实用护理

张吉芳　等　主编

汕頭大學出版社

图书在版编目（CIP）数据

现代临床实用护理 / 张吉芳等主编 . -- 汕头 ： 汕
头大学出版社，2022.3
ISBN 978-7-5658-4646-5

Ⅰ．①现… Ⅱ．①张… Ⅲ．①护理学 Ⅳ．① R47

中国版本图书馆 CIP 数据核字（2022）第 050591 号

现代临床实用护理

XIANDAI LINCHUANG SHIYONG HULI

主　　编：张吉芳　等
责任编辑：郭　炜
责任技编：黄东生
封面设计：孙瑶都
出版发行：汕头大学出版社
　　　　　广东省汕头市大学路 243 号汕头大学校园内　邮政编码：515063
电　　话：0754-82904613
印　　刷：廊坊市海涛印刷有限公司
开　　本：710mm×1000mm　1/16
印　　张：8.75
字　　数：130 千字
版　　次：2022 年 3 月第 1 版
印　　次：2023 年 3 月第 1 次印刷
定　　价：70.00 元
ISBN 978-7-5658-4646-5

前　言

现今基础医学和临床医学日新月异、发展快速，护理学已成为医学领域中的重要学科，相关学科新理论和新技术的涌现，也丰富了护理学的内涵。随着护理概念的更新，护理模式已转变为对身心整体的护理，尤其是人们对健康的定义有了更深层次的理解，对健康的需求也有了提高，护理内容、护理范畴也相应地延伸和拓宽了。因此，护理人员的知识结构和解决实际问题的能力必须进行根本的转化和提高。

我国的社会经济和医疗专业建设迅速发展，护理队伍的整体素质有了较大的改善，护理理念也随之不断创新和发展。现代医疗水平的提高，诊疗技术的不断革新，必然会带动护理技术的提高，对护理人员的要求也会越来越高。全面、合格的护理人员，不仅需要有专业的医学与护理学基础知识，还需要有丰富的临床实践经验。

为了扩展医护工作者的护理技能知识，提高护理人员临床综合护理技能水平，我们组织编写了《现代临床实用护理》一书。本书主要介绍了护理的基本知识、常见危重症护理常规，以及呼吸系统疾病护理、消化系统疾病护理、普通外科疾病护理、妇科炎症护理等内容。本书内容简明实用，重点突出，兼顾知识的系统性及完整性，可供护理人员阅读参考。

目　录

第一章　护理基本知识 1

　　第一节　护理学的含义 1

　　第二节　护理工作内容与范畴 5

　　第三节　护理学相关理论 9

第二章　常见危重症护理常规 29

　　第一节　气管内插管术 29

　　第二节　机械通气 32

　　第三节　多器官功能障碍综合征 34

　　第四节　急性呼吸窘迫综合征 37

第三章　呼吸系统疾病护理 40

　　第一节　呼吸系统疾病患者常见症状体征的护理 40

　　第二节　急性呼吸道感染 48

　　第三节　肺炎 53

　　第四节　呼吸系统常见诊疗技术及护理 63

第四章　消化系统疾病护理 68

　　第一节　消化性溃疡 68

　　第二节　上消化道大量出血 77

　　第三节　腹腔穿刺术 84

　　第四节　纤维胃镜检查 86

第五章　普通外科疾病护理 88

　　第一节　腹部损伤 88

　　第二节　胃癌 95

　　第三节　急性胰腺炎 99

第六章　妇科炎症护理 105

第一节　阴道炎 105

第二节　慢性宫颈炎 108

第三节　慢性盆腔炎 111

第七章　妇科肿瘤手术护理 114

第一节　子宫颈癌 114

第二节　子宫肌瘤 117

第八章　产科护理 120

第一节　正常产前护理 120

第二节　正常产后护理 122

第三节　剖宫产 124

第四节　正常分娩期产妇的护理 125

参考文献 129

第一章　护理基本知识

第一节　护理学的含义

一、护理学的定义

我国著名护理学家、南丁格尔奖章获得者王琇瑛指出，护理学属于生命科学范畴，是医药卫生科学的重要组成部分，是在自然科学和社会科学的理论与实践指导下发展起来的一门综合性应用科学。

《现代护理学辞典》中护理学的定义：护理学是一门在自然科学与社会科学理论指导下的综合性应用学科，是研究有关预防保健、疾病治疗，以及康复过程中的护理理论和技术的科学，是医学科学的重要组成部分。

目前，我国的护理学相关书籍比较一致地表述护理学的定义：护理学是医学科学领域中一门自然科学和社会科学相结合的独立的综合性应用科学，是研究护理现象及其发生、发展规律的科学。护理的任务是促进健康，预防疾病，恢复健康，减轻痛苦。具体地说，护理就是帮助健康者保持和增进健康；患者减轻痛苦，增加舒适感，恢复健康；伤残者最大限度地恢复功能；临终者得以安宁去世。

分析该定义，护理学含有四层意思：其一，指出护理学是医学科学领域中一门独立的学科。比较我国《科学技术辞典》给医学下的定义（医学是旨在保护和加强人类健康、预防疾病和治疗疾病的科学体系和实践活动）不难看出护理学的任务是从医学的总体任务出发，但又有自己特定的内容和范畴。因此，护理学是医学科学领域中一门独立的学科，护理学与临床医学、药学、公共卫生学等学科共同组成医学领域。其二，明确护理学具有自然科学和社会科学的双重属性。护理学的服务对象是人，人与自然科学和社会科学有着密切联系。护理学的学科体系既包含物理学、生物化学、人体解剖学、生理学、药理学、微生物学等自然科学和医学知识，又包含心理学、伦理学、管理学、美学、社会学等社会科学知识。其三，强调护理学是一门具有很强实践性的应用科学。护理学的主要实践内容是临床护理和社区护理，理论研究是为了更好地指导实践。其四，界定护理学的任务，以此区别医学科学领域中的其他学科。

护理学与人类健康密切相关，生老病死是生命过程中的自然现象，而人的生老病死离不开医疗和护理，自古以来"三分治，七分护"的谚语，反映了人们对护理的需求和重视。现代社会中护理学作为医学的重要组成部分，其角色和地位更是举足轻重。无论是在医院抢救患者的生命，有效地执行治疗计划，进行专业的生活照顾、人文关怀和心理支持，还是在社区、家庭中对有健康需求的人群进行保健指导和疾病预防，护理学都发挥着越来越重要的作用。尤其是在近几年新冠肺炎疫情的重大灾难面前，护理工作者临危不惧，以舍生忘死的高尚情操和救死扶伤的职业行为，担负起阻击病魔的社会重担，给社会与患者以精神和意志的支持。

"把爱心和关怀奉献给患者，把温暖和阳光展示给人民"，国务院原副总理兼原卫生部部长吴仪在致全国护理工作者的慰问信中的这句话体现了党和国家对护理工作者的高度肯定，充分显示了护理学在以"保障社会的安全与进步和促进人民的身心健康"为中心任务的卫生保健事业中具有不可取代的地位。随着社会经济的发展、医学技术的进步，人民群众对健康和卫生保健需求的日益增长，人们对护理学的地位有了更新的认识。机遇和挑战给了护理学发展的最好契机，21世纪将是护理学大有可为的时代。

二、护理学的特性

（一）科学性

护理活动在相当长的历史时期中只是照顾患者的一种简单劳务，从事护理活动的人也无须经过培训。因此，社会带有一种偏见，认为护理缺乏理论和技术，是伺候人的工作，否认护理是门科学。

现代护理学经过一百多年的发展，借助医学科学进步的巨大成果作为理论基础，吸收了心理学、行为科学、社会学的理论和研究成果，形成了系统的护理理论和技术规范，并不断通过护理研究充实和完善护理学科。现在的护理学已成为医学科学领域中具有独特功能的重要组成部分，在为人类健康服务中发挥着越来越重要的作用。护士执业资格规定所有护理从业人员必须接受正规医学院校的专业基础教育，近些年的发展趋势更是逐步达到大学教育水平。

护士角色由单纯的技术操作者及医生的助手向医生的合作者、健康咨询者、教育者、管理者、科研工作者和临床专家等多种角色方向转化，护理的科学性已不可否认。但必须看到，与医学等成熟学科相比，护理学还需要继续完善和发展，护理工作者任重而道远。这就要求护理专业的学生更重视理论学习，打下扎实的理论基础，在学习中培养独立思考、不断探索、敢于创新的精神，在将来的护理实践中为专业的发展做出贡献。

（二）实践性

护理学是人类在长期与疾病斗争的实践中发展起来的科学理论和技术体系，因而必须在护理实践中加以应用和验证。护理的功能是从护理的角度满足人们的健康需要，解决人们生理、心理和社会方面的各种健康问题，这些也必须通过护理实践才能实现。因此，可以说，没有护理实践，护理也就不复存在了。

目前，我国护理实践的主要场所是医院，绝大多数护士从事的是临床护理工作。随着护理范围的扩展，护理正在逐步深入社区和家庭。护理学的实践性和应用性特点对护理人员的业务素质提出了更高的要求，不仅要具备合理的知识结构，还要掌握熟练的护理技术操作，具有解决问题和做出决策的能力，以及运用沟通技巧与患者和同事进行交往的能力。因此，护理专业的学生应特别重视实验室教学，重视临床实践教学和其他社会实践机会，加强技能训练，加强对人际交往能力和解决实际问题能力的培养，为将来的护理实践做好准备。

（三）艺术性

护理的对象是人，人兼有自然和社会的双重属性，因此护理学既要研究人的生物属性和结构，又要关注人的心理和社会属性。对于人的生理、心理和社会活动的整体本质的理解，需要从科学和艺术结合的角度去研究。正如南丁格尔指出的，人是各种各样的，由于社会、职业、地位、民族、信仰、生活习惯、文化程度的不同，所得的疾病与病情也不同，要使千差万别的人都能达到治疗或康复所需要的最佳身心状态，本身就是一项最精细的艺术。

（四）服务性

护理活动的社会价值具有照顾、帮助和人道的内涵，护理活动作为医疗卫生保健服务的一部分，当然更是一种社会服务。护理人员与患者或护理对象之间存在一种服务和被服务的关系，患者有权得到最好的护理服务，护理人员有责任提供使顾客满意的专业服务。长期以来，由于受生物医学模式影响，护理采用功能制工作方式，一切护理措施围绕消除疾病的病因和症状进行，忽视了疾病载体"人"的需要，对人的尊重和关心不够。

护理迫切需要改变护理理念，提高护理服务质量。护理人员除了需要具备扎实的理论基础、合理的知识结构、精湛的护理技术，还需要具备"以人为本"的服务意识和服务态度，需要加强自身职业道德修养。

第二节　护理工作内容与范畴

一、护理学的任务和范围

护理学是健康科学的重要组成部分。促进和保持健康、预防疾病、协助康复、减轻痛苦是护理学的任务。护理学研究和工作范围可概括为以下 9 个方面。

（一）护理学基础知识和技能

护理学的基本概念和理论、基础护理措施的原理和方法，以及基本和特殊护理技术操作是护理实践的基础。

（二）临床专科护理

临床各专科护理已形成自己较为完善的护理常规，在观察病情，如何更好地评估患者的心理、社会反应，给患者及其家庭提供心理支持，满足他们的心理需要，并且提供有关的健康服务信息，介绍如何完成治疗和护理计划等方面形成了一整套规章，这是护理学的重要内容。随着科学技术和医学的发展，各专科护理也日趋复杂，如对重症监护、器官移植、显微外科、烧伤、多脏器衰竭等患者的护理，需要由具有较全面专业知识和技能的临床护理专家来完成。

（三）不同人群的护理

社会对护理的需求不仅局限于医院为个体提供护理服务，还要在不同场所、面对不同人群发挥作用。例如：社区护理，包括老年护理、婴幼儿护理、妇女健康指导、各种高危人群的预防保健、吸烟者的戒烟活动等；职业护理，包括在各种不同职业场所的护理，如航天、深井、特殊化学状态、特殊物理状态的护理；学校、托幼机构的护理，包括预防疾病、护理教养、促进儿童的生长发育，以及为有特殊心理行为问题的儿童和家庭提供帮助；等等。这些领域也是护理的重要方面。

（四）心理和社会支持

研究躯体疾病对人的心理、社会方面的影响，以及心理社会因素对健康的影响，这是护理学的研究范围。护理工作者需深入研究，可通过参加病人互助组织，如癌症病人协会等，充分利用和发挥家庭和社会支持系统的作用，促进患者康复。

（五）健康指导、咨询和教育

健康教育是护理学不可缺少的一个重要部分。护士把教与学的知识运用于实践中，识别不同服务对象的认知水平、知识背景、获取知识的愿望和心理状况等对健康教育的影响因素，创造良好的教育环境，使人们主动参与到教与学的过程中。针对不同人群宣传关于预防疾病、促进健康、有效康复，以及自我保健和护理的知识，指导人们改变不健康的生活方式是护士的责任。

（六）护理伦理

在护理工作中，护士时刻面对患者的生命和利益，不可避免地会遇到需要做出决定的情况。例如，是否放弃抢救或治疗，是否尊重患者选择治疗方案的权利，治疗或护理方案是否损害了患者的经济利益。护士如何做出决定，所做出的决定是否正确，这些护理的伦理问题是护理学值得深入探讨的题目。随着高科技在医学、护理学中的应用，护理工作者正面临着越来越多的新的伦理问题，例如试管婴儿、器官移植、机械维持呼吸和循环功能等，护理伦理的准则也需要适应社会的发展。

（七）护理教育

护理教育是培养合格的护士、保证护理专业适应未来需要的基础。护理教育活动包括：制定教育培养方向；制定各种层次教育项目的培养目标；制订和实施教学计划；进行教学评价，同时研究教与学的方法；培养学生能力，建设教师队伍；进行教育项目的内部和外部评价。正规的学校教育、继续教育和专科培训等都是教育的途径。

（八）护理管理

护理管理近年来发展迅速，护理学与现代管理学不断交叉、融合，护理管理是护理学的重要领域之一。无论是全国性护理团体的领导、护理学院的院长、医院的护理部主任，还是临床护士，都需要有现代管理的知识和能力，从而能够有效地管理各种组织和患者。医疗管理体制、专业政策和法规的制定，各种组织结构的设定，人力资源的管理，资金的管理，工作质量的控制和保证都是护理管理的研究范围。

（九）护理研究

护理研究对护理学知识体系的发展有深远影响。研究方向的设定、研究方法的改进、研究结果的交流和在实践中的推广都是其重要内容。护理人员都有责任通过科学研究的方法改进护理方法，推动护理学的发展。

二、其他学科理论在护理学中的应用

护理学理论在联系实际知识发展过程中，除引用医学基础理论外，还广泛应用了许多其他学科的理论，如一般系统理论、成长与发展理论、人类基本需要层次论、应激与适应的概念和理论等。这些相关学科的理论与护理专业知识相互渗透、融合，丰富了护理知识体系，使护士能够更好地运用人文科学理论为患者提供整体护理。

三、护理学的独特理论

任何一门专业或学科都具有其独特的知识体系，来作为实践的基础和指导。这些知识体系包括概念、模式和理论。南丁格尔被视为最早的护理理论家，虽然她在论著中没有用到"概念"或"理论"等词汇，但是她对人、环境、健康和护理等概念及其相互间的关系进行了阐述。

20 世纪 60 年代，美国的一些护理理论家开始确定和检验护理学中的有关概念，并逐步形成独特的护理理论和模式，如佩皮劳的"人际关系理论"、约翰逊的"行为系统模式"、纽曼的"保健系统模式"、奥瑞姆的"自理模式"、罗伊的"适应模式"、罗杰斯的"生命过程模式"、金的"互动达标理论"等。护理概念和护理理论的形成反映了护理知识体系的发展和完善。在 20 世纪 90 年代初，我国护理学者引进了一些护理理论和模式，推动了我国护理学的发展。护理理论和模式的重要意义为护理实践、教育、研究和管理提供了科学依据。

（一）护理理论与实践

护理理论与实践的关系是相互依赖和相互作用的。护理理论来源于实践，同时护理实践又对理论不断进行验证。在护理实践中，如果护士只凭直觉、经验、习惯和传统为患者提供护理服务，那么将远远不能满足患者的需要，甚至还会对服务对象的健康造成危害。护理理论和模式则为护士提供了指导方针，使护理工作更具有自主性、独立性，使护士更能够预测和控制自己的工作。

（二）护理理论与教育

护理理论和模式为护理教育提供了指导思想和理论依据。学校可选择不同的护理理论和模式作为办学宗旨，从而指导其教学行为，使护理教育更加有序、更加有计划性和目的性。

（三）护理理论与研究

任何理论的发展都需要以科学研究为基础，针对某一理论进行的研究越多，其对实践的指导和应用价值就越高。护理理论发展也是如此，越来越多的护理学者应用科学研究的方法阐明和检验各种护理概念及其相互关系，使理论对有关的护理现象具有更强的预测性和控制力。同时，护理理论和模式是每个护理研究项目所必备的理论依据，它指导护理学者确定研究目的、研究问题或现象、研究对象、研究方法和工具等。以理论为基础的研究结果对丰富护理知识体系有重要的作用。

（四）护理理论与管理

护理理论能够指导管理者确定护理工作的目标和重点，以及制定适合护士特点和工作内容的管理策略，促进护理管理的科学化，从而提高和保证护理工作质量。护理理论和模式不仅具有上述的重要意义，而且还有助于改善和促进护理工作者内部，以及护理工作者与服务对象、其他健康保健者及社会的沟通。随着护理理论的发展，护理有关的抽象概念被进一步明确阐述和限定，使护理人员在进行交流时能够相互理解，沟通变得更加有效。

四、护理诊断的形成和运用

20 世纪 70 年代，护理诊断被正式纳入护理程序。不同于医疗诊断，护理诊断是对人类因健康问题而产生的反应的描述，需用护理的方法解决。护理诊断的应用促进了临床护理实践、护理教育和护理科研的发展，有利于护理人员之间的沟通交流，使护理知识体系更加独特和完善。

以上这些理论，虽正在指导着护理实践，但还需通过实践不断进行验证和总结，以促进护理学科的进一步发展。

第三节　护理学相关理论

一、一般系统论

系统论的观点最早由美籍奥地利裔理论生物学家路德维希·冯·贝塔朗菲（Ludwig von Bertalanffy，以下简称"贝塔朗菲"）提出，1937 年贝塔朗菲又进一步提出了一般系统论。系统论主要解释了事物整体及其组成部分间的关系，以及这些组成部分在整体中的相互作用。20 世纪 60 年代以后，系统论得到了广泛的发展，其理论和方法渗透到有关自然和社会的一切科学领域和生产、技术领域中，日益产生着重要而深远的影响。

（一）系统的概念、分类与属性

1.系统的概念

系统是由若干相互联系、相互作用和相互制约的要素组成的具有一定功能的有机整体。它广泛存在于自然界、社会和人类思维中。各种系统的组成要素的数量、性质不同，具体构成也千差万别，但总体上包括两部分：一部分是要素的集合，另一部分是各要素间关系的集合。

2.系统的分类

无论是自然界还是人类社会，都存在着千差万别的各种系统，人们可以从不同角度对它们进行分类。常用的分类方法如下。

（1）按组成系统的要素性质分类，系统可分为自然系统和人为系统。自然系统是指自然形成的、客观存在的系统，如生态系统、人体系统等。人为系统是指为达到某种目的而人为建立的系统，如计算机软件系统、教学质量管理系统等。现实生活中，大多数系统是自然系统和人为系统的综合，称为复合系统，如医疗系统、教育系统等。

（2）按系统与环境的关系分类，系统可分为开放系统和闭合系统。开放系统是指与外界环境不断进行物质、能量和信息交流的系统，如生命系统、医院系统等。开放系统与环境的交往是通过输入、输出和反馈来完成的。物质、能量和信息从环境流入系统的过程称为输入，而从系统进入环境的过程称为输出。系统的输出反过来又进入系统并影响系统的功能，称为反馈。开放系统正是通过输入、输出及反馈的作用与环境保持协调和平衡并保持自身的稳定的。闭合系统是指不与外界环境发生物质、能量和信息交换的系统。绝对的闭合系统是不存在的，只是为了方便研究问题，可以忽略某些对研究问题影响不大的流动而把系统简称为闭合系统。

（3）按系统运动的状态分类，系统可分为动态系统和静态系统。动态系统是指系统的状态随时间的变化而变化，如生物系统、生态系统。静态系统是指系统的状态不随时间变化，具有相对的稳定性，如一组建筑群，基因分析图谱等。静态系统只是动态系统的一种暂时的极限状态，绝对的静态系统是不存在的。

3.系统的属性

（1）整体性：系统由要素组成，每一个要素都具有自己独特的结构和功能，但系统功能不是各要素功能的简单相加。当要素以一定方式有机地组织起来构成一个整体时，它就具有了孤立要素所不具备的新功能。这时，系统的功能大于系统中各要素功能的总和。例如，人是一个系统，作为一个有机体，是由生理、心理、社会、文化等各部分组成，人的整体生理功能又由血液循环、呼吸、消化、泌尿、神经、肌肉和内分泌等不同系统和组织器官组成。在这些组成部分或器官组织中，每一个单独的部分均不能代表和体现整体的人的特性，只有当各部分相互作用、协调一致时，才能形成一个完整的、独特的人。

（2）相关性：系统的各个要素之间都是相互联系、相互制约的，其中任何要素的性质或功能发生变化都会影响其他要素，甚至引起系统整体的性质或功能的变化。若一个人神经系统受到干扰，就会影响他的消化功能、心血管系统功能。

（3）层次性：对于某一个系统来说，它既由某些要素组成，同时它自身又是组成更大系统的一个要素。例如，人是一个系统，本身是由神经、肌肉、骨骼等要素组成，而人本身又是构成社会大系统的一个要素。系统的层次间存在支配与服从的关系，高层次的往往是主导力量，低层次的往往是基础结构。

（4）动态性：系统随时间的变化而变化，系统的运动、发展与变化过程是动态性的具体体现。系统通过内部各要素的相互作用，不断地调整内部结构，以达到最佳的功能状态，同时又与环境进行物质、信息和能量的交换来维持自身的生存与发展。

（5）目的性：维持系统内部的平衡与稳定。系统通过与环境相互作用及各层次系统间的相互作用与协调，不断进行调整，以适应环境。

（二）系统论与一般系统论

系统论是研究自然、社会、人类思维领域及其各种系统、系统原理、系统联系和发展规律的学科。它主要揭示了事物整体及其组成部分间的关系，以及这些组成部分在整体中的相互联系、相互作用和相互制约的关系。根据系统论的观点，护理的服务对象——人，是一个由生理、心理、社会、精神、文化等部分组成的系统，同时人又是自然和社会环境中的一部分。人的内部各系统之间，以及人与外部环境中各种系统间都有着相互作用和影响。人的健康是内环境的稳定，以及内环境与外环境之间的适应和平衡。

一般系统论是关于次系统和超系统的学说。系统是按复杂程度的层次排列组织的。较简单的、低层次的系统称为次系统，较复杂的、高层次的系统称为超系统。一个系统可分为许多较简单的、相互关联的、相互作用的次系统。例如：宇宙包括许多行星，每个行星均是宇宙的次系统；人体由各器官和组织组成，每个器官或组织都是人体的次系统；家庭由个体组成，每个家庭成员都是家庭的次系统。同时，每一个系统又是其上一层系统即超系统的一部分。例如：人体是各个器官系统，如呼吸系统、消化系统、循环系统、泌尿系统等的超系统；人由生理、心理、社会等多个方面组成，人的整体是由各部分组成的超系统；个体是家庭的一部分，家庭则是个体的超系统；家庭是社区的一部分，社区是家庭的超系统。一个系统是次系统还是超系统是相对而言的。例如：家庭是个体的超系统，又是社区的次系统；社区是家庭的超系统，又是社会的次系统；整个卫生系统可包括医疗、护理、药剂、防疫等次系统，它又与工业、农业、教育、金融等系统共同组成社会和国家这个超系统。

（三）一般系统论在护理实践中的应用

1.用系统的观点看人

（1）人是一个自然系统。人生命活动的基本目标是维持人体内外环境的协调与平衡。这种协调与平衡既依赖于体内各要素结构和功能的正常及相互关系的协调，又依赖于自身对体外环境变化的适应性调整。

（2）人是一个整体的开放系统。在护理工作中，既要考虑系统对环境的适应性，通过调整人体系统内部结构，使其适应周围环境；又要改变周围环境，使其适应系统发展的需要，使机体与环境保持一种良性循环，促使机体功能更好地运转。

2.用系统的观点看护理

（1）护理是一个具有复杂结构的系统。护理系统包括医院临床护理、护理管理、护理教育、护理科研等一系列相互关联、相互作用的子系统。各子系统内部又有若干层次的子系统。它们之间的关系错综复杂，功能相互影响。要想发挥护理系统的最大效益，就必须具有大护理观念，运用系统的方法不断优化系统的结构，调整各部分的关系，使之协调发展，高效运行。

（2）护理是一个开放的系统。护理系统是社会的组成部分，是国家医疗卫生系统的重要组成部分。护理系统从外部输入新的信息、人员、技术、设备，并与社会政治、经济、科技，特别是医疗等系统相互影响、相互制约。例如，医疗的发展可以极大地推动护理的发展，反过来护理的进步又可进一步提高医疗的整体水平。

（3）护理系统是一个动态的系统。随着科学技术的发展，社会对护理需求的不断变化，必然对护理的组织形式、工作方法、思维方式提出变革性的要求。护理系统要适应变化、主动发展，就必须深入研究护理系统内部的发展机制和运行规律，要善于学习、勤于思考、勇于创造。

（4）护理系统是一个具有决策和反馈功能的系统。在护理系统中，护理人员和患者构成系统中的基本要素，而护理人员又在基本要素中起到支配、调控的作用。患者的康复依赖于护理人员在全面收集资料、正确分析基础上的科学决策和及时评价与反馈，因此在护理系统中要大力发展护理教育，开展整体护理实践，不断提高护理人员的科学决策能力和独立解决问题能力。

二、成长与发展理论

（一）概述

1.成长与发展的概念

（1）成长：人生理方面的改变与细胞增殖的结果。表现为机体整体和各器官的长大，即机体量的增加。成长是可测量和可观察的，如身高、体重的变化都是成长的客观指标。

（2）发展：生命过程中有顺序、可预期的功能改变，包括身心两个方面，如行为改变、技能增强等。

（3）发展任务：个体在生命的一定时期出现的、需要达到和完成的一些任务，即个体在达到某一年龄阶段时，社会所期待他在行为发展上应达到的程度。人在生命的不同时期会出现特有的心理、社会需求，以及特定的心理、社会问题或冲突，如果这些需求或问题通过努力得以满足或解决，即成功地完成了某一阶段的发展任务，人可获得满足感和幸福感，并为下一阶段的发展提供良好的基础。反之，发展失败可导致个体的不幸，出现社会、心理和行为的异常，对以后的发展造成障碍。

（4）成熟：由遗传基因决定的个体内部生长因素与环境的相互作用，是获得生理和心理、功能与能力的比较完备的状态。

2.成长与发展的组成部分

（1）生理方面：体格的生长，以及各器官系统功能的增强和成熟。

（2）认知方面：获得和使用知识的能力增强，表现在观察能力、判断能力、记忆能力、推理能力、运用知识能力等方面。

（3）情感方面：人在各种需求得到满足或不被满足时所产生的内心体验，是一种主观的经历，如人的喜、怒、哀、乐等心理表现。

（4）精神方面：人对生命的意义、生存价值的认识，是物质的最高产物。

（5）社会方面：个体在与外界其他个体的相互作用的过程中，在社会态度和社会角色的形成、社会规范的确立等方面的变化。

（6）道德方面：个体的道德认识、道德情感、道德意志、道德行为等方面的发展。

（二）成长与发展的规律

1.规律性和可预测性

虽然每个人的生长发育速度各不相同，但都遵循相同的发展过程，即每个人都要经历相同的发展阶段。例如，虽然每个孩子开始学会行走的时间不同，但是每个孩子在会行走之前，都先学会翻身、爬行和站立。

2.顺序性

（1）头尾生长：身体和动作技能的发展沿着从上（头）至下（脚）的方

向进行的规律。如胎儿的头部发育较早且较复杂，外形也较大，而肢体较小、较简单，且发育较晚；婴儿先会抬头，再会坐、立和行走。

（2）远近生长：身体和动作技能的发展沿着从身体中心向身体远端的方向进行的规律。如婴儿先学会控制肩和臂，再学会控制手的活动。

（3）分化生长：身体和动作技能的发展沿着从一般到特殊、从简单到复杂的顺序进行的规律。如幼儿最初的动作常为全身性的、不准确的，之后逐渐发展为局部、精细、准确的动作。

3.连续性和阶段性

在人的整个生命阶段，成长和发展是在不断进行中的，它是一个连续的过程。但此过程又并非等速进行的，具有阶段性，每一个阶段的发展具有其特点。

4.不平衡性

在人的体格生长方面，各器官系统的发育是快慢不同、各有先后的。例如，神经系统发育先快后慢，生殖系统发育先慢后快。心理社会发展同样存在不平衡性，例如语言发展在3～5岁时最快。

5.个体差异性

人的生长发育虽按一般规律进行，但在一定范围内因受先天和后天各种因素的影响而存在较大的个体差异，每个人都按照其独特的方式和速度通过各个发展阶段。

6.敏感时期性

生长发育较快的阶段是人较敏感的时期。例如：胚胎的头3个月是胎儿生长发育的关键时期，最容易受到病毒、药物或化学因素的影响；出生第1年，婴儿与父母情感联系的建立对其一生的心理社会发展都十分重要，如果在婴儿期不能得到亲情的爱抚，将严重影响今后的生长发育。

（三）影响成长发展的因素

1.遗传因素

遗传因素是个体生长发育的基本因素，为个体的身心发展提供物质前提。

2.个体后天因素

个体后天因素指个体出生后在生长发育过程中逐步形成的身心特征，包括身体生长发育水平与健康状态、心理能力的发展水平、知识经验积累水平，以及对事、对人、对自己的倾向性态度等。它既是前阶段生长发育的结果，又对后阶段生长发育产生影响。

3.环境因素

环境因素包括自然环境和社会环境。它为个体的生长发育提供条件、对象和各种可能性。

4.个体实践活动因素

个体实践活动因素包括生理活动、心理活动、社会活动，是影响人生长发育的决定性因素。个体通过各种实践活动，认识和改造客观世界并在这个过程中使自身获得成长与发展。

5.教育因素

教育因素是一种包含个体环境与活动因素的特殊综合因素，主要影响人的智力、道德、行为、个性、能力等方面的发展及其社会化过程。

（四）埃里克森的心理社会发展理论及其在护理中的应用

爱利克·埃里克森（Erik Erikson，以下简称"埃里克森"）是美国哈佛大学的一位心理分析学家，他是弗洛伊德的学生。1950 年，埃里克森在弗洛伊德的性心理学说的基础上发展并形成了他的心理社会发展理论。他的理论强调了文化及社会环境在人格或情感发展中的重要作用。他把人的一生分为 8 个心理社会发展阶段。每个阶段都有其发展任务要完成。每个发展阶段均有一个中心问题或危机必须解决，成功地解决每一个发展阶段的中心问题，就可以健康地步入下一个阶段。反之，将导致不健康的结果，从而影响以后的心理社会发展。

1.婴儿期（0～18 个月）

心理社会发展问题是信任对不信任。婴儿主要通过自身需要的满足来产生基本的信任感。

护理此期幼儿时，应注意及时满足婴儿的各种需求。除满足其食物和卫生等生理需求外，还应为婴儿提供安全感和爱抚，如经常抱起和抚摸婴儿，与之轻柔地交谈，并提供视觉刺激。

2.儿童期（18个月～3岁）

心理社会发展问题是主动对羞怯或怀疑。此期幼儿开始学习控制自己的大小便，感受自己的能力，出现自主性要求。发展得好可形成自主性，反之则会怀疑自己的能力并产生羞愧感。

护理此期幼儿时，应为幼儿提供能够自己做决定的机会并对其能力加以欣赏，而不要评论其所做的决定是否正确。鼓励幼儿进行力所能及的自理活动，如进食、穿衣、如厕等。

3.学龄初期（3～6岁）

心理社会发展问题是主动对内疚。此期儿童的特点之一是被异性父母吸引，并逐渐理解自己的性别。此期儿童会经常对周围的现象提出"为什么"和"如何发生"的问题。如果对他们的好奇与探究给予积极鼓励和正确引导，则有助于他们的主动性发展。

护理此期儿童时，只要对儿童有意的主动行为加以赞扬，就能帮助儿童顺利地通过此阶段。对住院的患儿应提供创造新生活的机会，包括允许患儿使用无伤害性的玩具做游戏，让他们画画表达心情。此外，要接受儿童的合理要求，倾听他们的感受，并回答他们提出的问题。

4.学龄期（6～12岁）

心理社会发展问题是勤奋对自卑。此期是成长过程中的一个决定性阶段。儿童迫切地学习文化知识和各种技能，包括遵守规矩。如果在这个过程中儿童出色地完成任务并受到鼓励，则可发展勤奋感。如果遭受挫折或指责，就会产生自卑心理和失败感，缺乏生活的基本能力。

护理此期儿童时，护士应帮助患儿在住院期间继续完成学习任务，鼓励他们把业余爱好带到医院，帮助患儿适应医院的限制性环境。

5.青春期（12～18岁）

心理社会发展问题是同一性对角色混乱。同一性是指个体对自己的本质、信仰及一生趋向的一种相当一致的、比较完整的意识。此期个体会关注自我、探究自我，经常思考我是怎样一个人或适合怎样的社会职业等问题。如果没有形成同一性，就会导致角色混乱，缺乏生活与发展的目标。如果解决得好，可使个体明确自我概念和自我发展方向。

护理青少年患者时，必须多创造机会让他们参与讨论所关心的问题，谈论感受。在他们做某些决定时给予支持和赞赏。尊重他们的隐私，尽可能安排他们与同年龄组的患者在一起沟通交流。

6.成人早期（18～40岁）

心理社会发展问题是亲密对孤独。此期的主要任务是学习发展与他人的亲密关系，承担对他人应尽的责任和义务，建立起爱情和婚姻关系。此期只有在确定稳定的同一性的基础上，才能在与别人的共享中形成亲密感。如果此期发展受到阻碍，人会产生孤独、自我专注、缺少密友、性格孤僻等性格和行为特点。

护理处于成人早期的患者时，应注意帮助他们保持与亲友的关系，为处于恋爱期的患者提供尽可能多的相处机会，不要嘲笑、讽刺他们的浪漫行为。护士还应作为咨询者，帮助患者设立较为现实的生活目标。

7.成人期（40～65岁）

心理社会发展问题是繁衍对停滞。此期的发展任务是养育下一代，在事业上取得成就，对社会负有责任感。如果没有繁殖、养育和事业上的成就，可能会造成人格的贫乏和停滞，表现出过多关心自己、自我放纵和无力感。

成年人生活负担往往较重，他们承担着多种角色，是家庭重要的物质和精神支柱。护理此期患者时，护士要注意给予患者更多的感情支持，对他们个人的成就给予适当赞扬。

8.老年期（65岁以上）

心理社会发展问题是自我完善对失望。此期顺利发展的结果是乐观、满足、顺其自然、安享天年。反之，老年人会处于整日追悔往事的消极情感中，悲观绝望，不能自拔。

护理老年患者时，护士要注意耐心倾听他们的叙说，对他们已有的成就大加肯定，帮助患者发掘潜能，鼓励他们参加喜欢的活动，与他人多交往。同时，及时发现他们抑郁、悲观的情绪，采取相应预防措施，避免发生意外。

埃里克森的心理社会发展理论有助于我们了解人生命全过程的心理社会发展规律，从而更好地理解不同年龄阶段服务对象的人格和行为特点。应用此理论，护士能够更好地促进儿童健康成长，帮助成年人和老年人顺利解决各发展阶段的矛盾冲突，以助其形成良好的人格和情感特征，同时指导护士针对不同服务对象制订和实施不同的护理计划。

三、人类基本需要层次论

人的需要是多种多样的，包括生理的、心理的和社会的。心理学家、哲学家对需要从不同角度进行了研究，其中以美国著名心理学家亚伯拉罕·马斯洛（Abraham Maslow，以下简称"马斯洛"）于 20 世纪 40 年代提出的人类基本需要层次论最为著名，并在许多领域得到广泛应用。

（一）需要层次论的主要内容

在该理论中，马斯洛认为人有许多基本需要。所谓基本需要应具有如下特点：缺乏它引起疾病，有了它免于疾病，恢复它治愈疾病；在某种非常复杂的、自由选择的情况下，丧失它的人宁愿寻求它，而不是寻求其他的来满足；在一个健康人身上，它处于静止的、低潮的和不起作用的状态中。这些基本需要是人类所共有的。

马斯洛提出，人的基本需要具有不同的层次之分，并依次分为生理需要、安全需要、爱与归属需要、尊重需要、自我实现需要等五个不同层次，并用金字塔结构将其排列（图 1-1）。

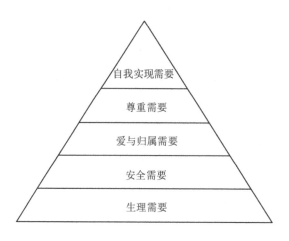

图 1-1　马斯洛的需要层次论示意图

1.生理需要

生理需要是维持人类生存最基本的需要，属于最低层次，但需优先满足，包括食物、水、氧气、体温维持、排泄、休息与睡眠、活动、性等。当生理需要得到满足时，它就不再成为个体行为的动力，个体就会产生更高层次的需要。反之，一个人被生理需要控制时，其他需要会被推到次要地位。

2.安全需要

安全需要为第二层次的需要，包括生理安全和心理安全。生理安全是指一个人希望得到保护，避免现存或潜在的身体伤害，即人需要处于安全的状态；心理安全是指一个人希望能够信任别人，避免恐惧、焦虑和忧愁等，即人需要对生理环境、物理环境及其人际关系等社会环境在心理上感到安全。人在熟悉的环境中往往感到安全，而在陌生的环境，如第一次住院、检查或手术时会产生心理不安全感。

3.爱与归属需要

爱与归属需要为第三层次的需要，指个体对家庭、友伴的需要，对得到组织、团体认可的需要，希望得到他人的爱和给予他人爱的需要，表明人渴望亲密的感情。如果爱与归属需要未被满足，就会产生孤独感、自卑感和挫折感，甚至对生活感到绝望。

4.尊重需要

尊重需要为第四层次的需要，是个体对自己的尊严和价值的追求，包括自尊、被尊重和尊重他人。尊重需要的满足使人感到有价值、有力量，使人自信，尊重需要得不到满足，人便会产生自卑、软弱、无能等感受。

5.自我实现需要

自我实现需要是最高层次的需要，即充分发挥自己的才能和潜能，力求实现个人理想和抱负的需要。

（二）需要层次论的主要观点

（1）生理需要是人类生存所必需的最重要、最低层次的需要。为了维持生命，首先必须满足其基本的生理需要。

（2）有些需要需立即和持续给予满足（如氧气），而有的可以暂缓满足（如食物、水、睡眠等），但这些需要是始终存在的。

（3）一个层次的需要被满足后，更高一层次的需要才出现，并逐渐明显和增强。

（4）各层次需要之间是相互联系、相互影响的。各层次需要的出现并不是在前一层次的需要完全满足之后才出现的。随着前一层次需要的不断满足，后一层次的需要就会逐渐出现。

（5）随着需要层次的上移，其满足的方式就会有差异。人们满足较低层次需要的方式是基本相同的，如人们都是通过呼吸运动来满足对氧气的需要的。越是高层次的需要，采取的满足方式就越有差异，同样是自我实现需要的满足，小学生可能是考试获得满分，而成年人则可能是在事业上有所建树。

（6）人类基本需要满足的程度与健康是密切联系的。生理需要是生存所必需的，也是最基本的需要，必须首先得到满足，否则就会导致疾病。有些高层次的需要虽非生存所必需，但它的满足能够促进生理功能更加旺盛，否则也会导致疾病。基本需要满足的程度越高，所处的需求层次水平越高，意味着要有更高的健康水平。

（7）各需要之间的层次顺序并不是固定不变的。不同的人在不同的条件下会有所不同。饥饿时，有的人可能会去抢别人的东西吃，而有的人宁愿饿死也不会接受"嗟来之食"。对于前者来说，生理需要成为支配其行为的优势需要；而对于后者来说，尽管此时生理需要尚未满足，却宁愿为了维护其尊重需要而放弃生理需要的满足。

（三）影响基本需要满足的因素

1.内部因素

①生理方面：由于个体的生理素质、体力、外貌，以及某些生理上的缺陷带来的限制，如疾病、伤残、睡眠紊乱、疼痛、活动受限等，将会影响生理需要和安全需要的满足。②情绪方面：焦虑、恐惧、愤怒等情绪反应会引起失眠等躯体反应，从而影响其生理需要、安全需要的满足，进而导致其高级需要无法满足。③知识方面：当一个人的认知水平较低或存在认知障碍时，必然影响其对有关信息的接受、理解与运用，从而影响其对自身需要的认识与满足。④人格类型及性格特点：依赖、紧张和被动人格类型及性格内向等会影响尊重需要和自我实现需要的满足；而性格外向、善于人际交往的人则易适应环境，易于满足爱与归属和尊重的需要。⑤价值观与信仰方面：个体的价值观、信仰追求等也会影响其需要的满足。一个人如果安于现状、不思进取，就会影响其寻求更为有效的满足需要的方式和对更高层次需要的追求。

2.外部因素

①环境方面：如恶劣的气候、噪声、空气污染、自然灾害，以及对环境的不熟悉、不适应等都会造成个体的不良生理及心理反应，从而影响其需要的满足。②社会文化方面：如紧张的人际关系、过低的经济来源、不能施展才能的工作岗位，以及陈规陋习等社会文化背景都会影响个体对基本需要的满足。

（四）需要层次论在护理中的应用

1.需要层次理论对护理的意义

①帮助护士识别护理对象未满足的需要，发现护理问题；②帮助护士更好地领悟和理解护理对象的言行；③有利于护士预测护理对象尚未表达的需要，或可能出现的问题，以便及时采取措施加以预防；④按照基本需要的层次，有助于护士识别护理问题的轻重缓急，以能够按其优先次序制订及实施护理计划。

2.患者的基本需要

人在健康状态下，能够依靠自己满足各种需要；但在患病时，个体满足自身需要的能力会明显下降。这就需要护士作为一种外在的支持力量，帮助患者满足需要。患病时患者可能出现的未满足的需要列举如下。

（1）生理需要：如氧气、水、电解质、营养、体温、排泄、休息和睡眠、避免疼痛。

（2）安全需要：在患病期间，由于环境的变化、舒适感的改变，患者的安全感会明显降低，会感到自己的生命受到威胁，前途暗淡而自己又无能为力。

（3）爱与归属需要：由于患病时无助感的增强，患者更加希望得到家人、朋友及周围人亲切的关怀与爱护、理解与支持，并从中得到心理支持。

（4）尊重需要：疾病可导致患者某些方面能力下降或丧失，这会严重影响患者对自身价值的判断，担心自己成为别人的负担，担心被轻视。

（5）自我实现需要：疾病必然造成患者暂时，甚至长期丧失某些能力，而不得不离开自己学习、工作的岗位，这常使患者陷入失落、沮丧，甚至悲观、绝望的情感状态中。

3.满足患者需要的方式

（1）直接满足患者需要：对于一些暂时或永久性丧失自我满足某方面需要能力的患者，护士应采取有效的护理措施，满足其基本需要，以减轻其痛苦，维持其生存。

（2）协助满足患者需要：对于只能部分自行满足基本需要的患者，护士可根据具体情况指导患者尽可能依靠自己的能力满足需要，同时有针对性地给予必要的帮助和支持，以提高患者自护能力，以早日康复。

（3）间接满足患者需要：护理人员可通过健康教育、健康咨询、科普讲座等多种形式为患者提供卫生保健知识，以提高其自我满足需要的能力；通过改变环境去除满足需要的障碍，避免其健康问题的发生或恶化。

四、应激与适应的概念和理论

应激是一种很普遍的感觉，所有人都经历过这种主观不适感和身体的不适。1950 年，加拿大生物学家汉斯·塞利（Hans Selye，以下简称"塞利"）的名著《应激》出版，他首先描述了应激原对动物的生理化学的特殊作用，将应激与一些疾病，如消化道溃疡、高血压、内分泌疾患等联系起来。随后有关应激的学说很快发展开来，并逐渐应用于实践。

护理人员应学会有关应激理论的知识，用以观察和预测护理对象的生理和心理反应，学会运用护理程序去减轻应激原的作用，帮助护理对象提高适应能力，避免其产生心身疾病。

（一）应激的概念

1.应激

应激又称压力或紧张，是一个比较复杂的、难以说明的概念。1925 年沃尔特·坎农（Walter Cannon）首先使用了"应激"一词，他观察在实验条件下暴露于寒冷、缺氧和失血中的个体出现了或战或逃反应，他认为当时个体处于应激情况之下。还有不少学者从生理学、心理学的角度对应激进行研究。如生理学家用血压上升这种生理现象来描述应激，心理学家则用焦虑来说明应激。塞利则认为应激是个体对任何需求做出的非特异性反应。

2.应激原

应激原又称压力原或紧张原，是指对个体的适应能力进行挑战，促使个体产生应激反应的因素。常见的应激原有以下三类。

（1）一般性的。①生物性：各种细菌、病毒、寄生虫等。②物理性：温度、光、声、电、放射线、暴力等。③化学性：酸、碱等化学药品。

（2）生理、病理性的。①正常生理功能变化：如青春期、妊娠期、更年期的改变；或基本需要未满足，如饥饿、活动、性欲等。②病理性改变：各种疾病引起的改变，如缺氧、脱水、电解质紊乱、内分泌变化，以及外伤、手术等。

（3）心理社会性的。①一般社会因素：如生离死别、事业失败、搬迁、旅行、人际关系紧张；或角色改变，如结婚、生育、毕业等。②灾难性社会事件：如地震、火灾、水灾、战争或社会动荡等。③心理社会因素：如应付考试、参加竞赛、理想自我与现实自我的冲突等；还有属于想象的威胁，如以为受骗、想象受伤等。

3.应激反应

应激反应是对应激的反应。

（1）应激反应的分类。①生理反应：如心率加快、血压升高、呼吸加快、胃肠蠕动减慢、括约肌失控等。②心理反应：如焦虑、抑郁、否认、怀疑、退缩或进攻，以致躯体化（躯体出现各种症状和疾病）。

一般来说，生理和心理反应经常是同时存在的，因为身心是持续相互作用的。

（2）应激反应的一般规律：①多种不同应激原中的任何一个应激原都可以引起应激反应。②人们对同一应激原的反应可以是各种各样的。③大多数人都能设法避免外伤、过冷、过热、疼痛等一般性的应激原。④对极端的应激原，如灾难性事件，几乎所有人的反应方式都是相同的。⑤应激反应的强度和持续时间取决于下列因素：既往的经验、儿童时期所建立的社会交往形态和当时情境对该人的意义。⑥来自应激原的挑战，在一定情况下是有益的。换言之，缺乏应激原可能是有害的，会导致厌烦、无聊，甚至生长发育迟滞。

（二）应激学说

塞利、托马斯·霍姆斯（Thomas Holmes）与理查德·拉赫（Richard Rahe），以及理查德·拉扎勒斯（Richard Lazarus）等人对应激都进行了广泛的研究，并建立了重要的应激学说。塞利的应激学说从基本的生理学观点说明应激，强调了人体神经内分泌系统与应激反应的关系；霍姆斯与拉赫的研究专注于生活变化对健康与疾病的影响；拉扎勒斯把研究重点放在对应激的认知与评估上。下面重点谈谈塞利的应激学说。

1.塞利对应激的说明

塞利从基本的生理学观点说明应激，他认为应激是身体对需求做出的非特异性反应。例如，无论个体是处于紧张、严寒、酷热，还是感染、外伤等情况下，身体都会做出对应刺激的反应。这种反应包含特异性与非特异性两个部分。塞利认为，所谓非特异性反应，是一种无选择地影响机体全部或大部分系统的反应，即应激反应，就是全身或身体的大部分系统对特殊事物施加的影响。例如，对严寒和酷热这两种应激原，人们通常是以发抖和出汗反应（特异性反应）来适应的，虽然身体对这两种应激原的特异性反应是不同的，但在非特异性反应上却是相似的。

在情感方面，身体对应激事件的反应也是非特异性的。无论是欢乐的（如结婚）还是悲痛的（如失去亲人）应激性事件，都可以对个体起到同样的应激原的作用，而身体作为一个整体，对这些不同事件的反应是非特异性的。

塞利还认为人的一生一直处于应激中，它可以使人在生理和心理上产生老化现象。他认为老化是应激的结果。因而塞利强调："应激的完全解脱意味着死亡。"

2.塞利的一般适应综合征学说

通过观察，塞利发现大多数疾病虽然各有一些特征，但无论其诊断的是什么病，都有一些共同的症状和特征，包括体重下降、疲乏、疼痛、失眠、颤抖或出汗，以及胃肠道症状等。因而，他认为无论何种因素侵犯体内的恒定系统，都会引起一定的反应，也就是相同的应激反应群，塞利称之为一般适应综合征（general adaptation syndrome, GAS），并提出这些症状都是通过神经内分泌途径产生的。除了身体对应激的系统反应，塞利提出身体也对局部的应激原进行适应，称之为局部适应综合征（local adaptation syndrome, LAS）。LAS 经常发生在某一个器官或区域，例如局部炎症。

（三）对应激的适应

1.适应的概念

适应是机体对环境变化的调整，是应对的最终目的，可看成是长期的应对。若适应成功，身心平衡得以维持或恢复；若适应有误，就会导致患病并需要进一步适应疾病。适应是生物体调整自己以适合环境的能力，是促使生物体更适于生存的一个过程。

2.适应的层次

（1）生理层次：发生在体内的代偿性生理变化，如 GAS 和 LAS，这些变化都是由外界对身体的需求增加或改变而引起的。例如，一个从事脑力劳动的人进行跑步锻炼，开始会感到肌肉酸痛、心跳加快，但坚持一段时间后，这些感觉就会逐渐消失。这是因为体内器官的功能慢慢地增强，适应了跑步对身体所增加的需求。

（2）心理层次：心理适应是我们对经受心理应激时所采取的态度进行调整，以使我们能更好地应对这些刺激。一般可使用心理防御机制或学习一些新的行为来应对应激原。

（3）社会文化层次：社会适应是调整个体的行动，使之能和各种不同的群体，如家庭、社会团体、专业机构等的习俗、规范及价值观相协调。例如，来自不同家庭的成员有不同的生活、饮食和卫生习惯，在组成新家庭后必须互相适应才能协调。

文化适应是指将我们的行为进行调整，与另一种文化，如不同的种族、民族、宗教、地区等的概念、思想、传统、习俗甚至语言相适应。入乡随俗就是一种社会文化适应。

（4）技术层次：技术适应是指人们在使用文化遗产的基础上创造新的科学工艺和技术。技术作为文化的产物已经使我们改变了周围的环境，控制了自然环境中的许多应激原。但不幸的是，现代化技术同时又制造了许多需要我们应对的新的应激原，如水污染、空气污染和噪声污染。

（四）应激与适应理论在护理中的应用

研究表明，人的情绪状态和社会支持对疾病的发展是有影响的，护士应学习相关知识，评估患者在不同阶段可能出现的生理、心理和社会反应，避免各种应激原引起的消极反应，提高患者的适应能力，恢复和维持身心平衡。

1.患者在医院常见的应激原

（1）陌生的环境：患者对周围环境不熟悉、对饮食不习惯、对作息制度不适应、对医生和护士不熟悉等。

（2）疾病的威胁：如疾病的性质、严重程度、预后等。

（3）与外界的隔离：与家人、朋友隔离，不能随时与其交谈，感到不被医务人员重视等。

（4）信息的缺乏：对疾病的诊疗计划和护理方案不明确，缺乏相关知识。

（5）自尊的丧失：因疾病丧失自我照顾能力，如进食、穿衣、洗漱等，需他人帮助。

2.与护理工作有关的应激原

（1）不了解患者的生理、心理和社会的基本需要。

（2）缺乏观察能力和熟练的专业技能，对病情变化未能及时发现和处理，治疗性操作不熟练，如静脉反复穿刺增加患者痛苦等。

（3）医院环境不安全、不舒适，如环境不安静、光线过暗或过强、通风不良等。

（4）忽略与患者及其家属的沟通交流。

3.协助患者适应应激

（1）评估患者对疾病的认识、应激反应及其程度、持续时间、应激经验，以及经济状况、个性特点和社会支持情况等。

（2）分析资料，协助患者找出应激原。

（3）提供舒适、安全的环境，减少来自环境的有害应激原。

（4）建立良好的人际关系，与患者及其家属进行有效合作，消除患者的孤独感，维持良好的自尊。

（5）给予心理疏导，帮助患者正确认识疾病，调动患者的各种社会支持系统，运用适当的心理防卫机制进行放松等，消除患者对疼痛的恐惧和对预后的焦虑，协助患者有效应对应激。

第二章 常见危重症护理常规

第一节 气管内插管术

一、护理评估

（一）患者评估

（1）患者生命体征、意识状态，有无缺氧和二氧化碳潴留引起的神经精神症状，镇静剂应用效果。

（2）呼吸形态及血氧饱和度，呼吸音，咳嗽，咳痰能力，痰液性状。

（3）进食方式及营养状态，有无呕吐、腹胀，口腔分泌物情况，排便状况。

（4）人工气道评估：留置时间及型号、插管深度，气囊是否漏气，气道是否通畅，固定是否妥当及患者的舒适度，是否有口腔溃疡形成。

（5）牙齿是否松动或缺少，是否有活动性义齿。

（6）患者心理状态，如恐惧、紧张、焦虑等。

（7）交流方式。

（8）各项检查及化验结果，如血气分析、胸部 X 线检查等。

（9）皮肤色泽及水肿情况。

（10）潜在并发症，如门齿脱落、口咽鼻黏膜损伤出血、声带损伤、气管食管瘘、误入食管或插入咽部软组织、误入一侧支气管等。

（二）呼吸机评估

（1）呼吸机参数的设定，如氧浓度、工作模式、潮气量、压力等。

（2）呼吸机湿化和加温装置。

（3）环路有无积水及扭曲、打折、受压。

（4）报警是否有效，能否得到及时处理。

二、护理问题

（1）清理呼吸道无效。

（2）进食障碍。

（3）有感染的危险。

（4）语言交流障碍。

（5）有意外脱管的危险。

（6）健康知识缺乏。

三、护理措施

（1）准备物品，协助医生插管。

（2）插管后立即听诊双肺呼吸音是否相同，观察胸廓运动是否对称，以防插管滑入支气管内，造成单侧肺气肿、肺不张或者插管脱出气管。

（3）拍胸部 X 线片，插管位置应位于左右支气管分叉即隆突上 2～3 cm 处。

（4）做好标志，记录插管外露长度，严格交接班。经口插管者应从门齿测量，一般长为 22～26 cm，经鼻插管者应从外鼻孔测量，比经口插管长 2～3 cm。

（5）给气囊充气 6～8 mL，保证气囊最小充气量和最小压力在 25～30 cmH_2O。

（6）妥善固定，气管插管与牙垫用胶布和绷带双固定于面颊和后颈部，避免导管随呼吸运动上下滑动而损伤气管黏膜。躁动患者及时应用镇静剂并给予适当约束。

（7）患者头部稍后仰，每 1～2 小时侧卧、平卧交替变换体位，减轻插管对咽后壁的压迫。翻身时注意保护插管。选择合适的牙垫，应比导管略粗，避免患者咬扁导管而影响气道通畅。

（8）做好口腔护理，用3％过氧化氢和生理盐水每日冲洗2～4次。

（9）插管30分钟后查动脉血气，根据结果调节呼吸机参数。

（10）气道管理同气管切开护理。

（11）对意识清醒的患者，应做好心理护理，采用图片、手势等方式进行交流沟通，防止自行拔管。

（12）患者安全管理。

①床旁备呼吸气囊、氧气、吸痰装置，以备急需。

②确保报警装置开启，未判断明确报警原因之前不得关闭报警。

③经常检查管道有无堵塞、扭曲或折叠，检查插管深度、位置有无变化。

（13）病情好转后，协助医生拔除气管插管。

四、护理评价

（1）插管是否顺利。

（2）插管妥善固定，人工气道是否保持通畅。

（3）患者呼吸改善的状况。

（4）患者及家属能否理解并配合治疗，患者能否顺利脱机拔管。

五、健康教育

（1）向患者说明气管插管的目的及注意事项。

（2）保持插管的有效性。

（3）鼓励患者进行有效呼吸和咳嗽，及早拔管。

第二节　机械通气

一、使用指征

（1）意识障碍，呼吸不规则。

（2）严重低氧血症和（或）CO_2潴留，如 $PaO_2 \leq 60$ mmHg，$PaCO_2 \geq 50$ mmHg，且经常规给氧和保守治疗无效者。

（3）严重呼吸衰竭，经积极治疗情况无改善甚至恶化者。

（4）急性呼吸窘迫综合征、重症肺炎等。

二、护理评估

（1）生命体征及意识状态，呼吸形态及动脉血气分析结果。

（2）呼吸机与患者的连接方式，呼吸机型号和通气方式的选择。

（3）患者及家属对机械通气的接受程度。

（4）人机配合程度，有无人机对抗情况的出现。

（5）应用机械通气后的呼吸改善情况。

（6）潜在并发症，如人工气道堵塞，气管导管脱出，气压伤，气管黏膜溃疡、感染、出血及气道狭窄，呼吸系统感染，肺不张，氧中毒。

三、护理问题

（1）气体交换受损。

（2）清理呼吸道无效。

（3）语言沟通障碍。

（4）进食困难。

（5）潜在并发症、感染等。

（6）健康知识缺乏。

四、护理措施

（1）给予心电监护，持续血压、血氧饱和度监测，密切观察病情变化并及时记录。

（2）迅速建立人工气道并妥善固定。连接呼吸机管路，在湿化器内置入过滤纸，加无菌蒸馏水至水位线。

（3）接通气源、电源，接模拟肺并开机。

（4）对清醒的患者给予解释，说明目的，并交代用呼吸机辅助呼吸后的注意事项，争取配合。对昏迷、躁动的患者给予适当约束，以防意外拔管，必要时应用镇静剂。

（5）根据病情设置通气模式，调试潮气量、呼吸频率、吸氧浓度等参数，应用呼吸机前后 30 分钟和改变呼吸机参数 30 分钟后查血气分析，根据其结果调整呼吸机参数。呼吸机报警时应立即查明原因并及时解除报警。观察呼吸机是否与患者呼吸同步，及时查找原因并处理。

（6）加强人工气道管理，保持呼吸道通畅。

（7）气囊的管理。每日测量气囊压，压力应保持在 $25\sim30\ cmH_2O$。清除气囊上方的分泌物，以免逆流入肺部，造成肺部感染。

（8）保持呼吸机管路通畅，勿扭曲、打折。

（9）患者病情稳定后停止机械通气，做好终末处理。机器清洁消毒，对复用的管路、湿化器严格消毒，晾干备用。

（10）加强营养支持，做好肠内营养和肠外营养的管理，准确记录出入量。

（11）认真做好消毒隔离工作，无菌物品做到一人一用一消毒，特殊感染者应住单间病房，杜绝病房内、患者间交叉感染。

（12）做好基础护理，预防并发症。

（13）做好患者的心理护理，对清醒患者加强交流，利用图片、手势、书写等方式进行沟通。

五、护理评价

（1）呼吸状况、缺氧症状是否改善，血氧饱和度是否上升并维持稳定。

（2）呼吸机运行是否正常。

（3）患者及家属能否积极配合治疗及护理，患者未发生并发症或并发症得到及时治疗。

六、健康教育

（1）指导患者与呼吸机同步。

（2）加强营养，锻炼呼吸肌，及早脱机。

第三节　多器官功能障碍综合征

一、护理评估

（1）引起多器官功能障碍综合征（multiple organ dysfunction syndrome, MODS）的原发疾病。

（2）患者体温不升或高热，心率、心律情况，血压、中心静脉压情况。

（3）患者是否存在疼痛或不适。

（4）观察意识状态变化，患者应用镇静剂后观察镇静效果。持续进行格拉斯哥昏迷指数（Glasgow coma scale）评价，指数如有持续下降需警惕脑水肿和脑功能衰竭。

（5）观察末梢循环、皮肤温度及颜色。

（6）观察尿量和脓液性状。

（7）了解患者消化系统症状，观察患者有无腹胀、腹痛、肠鸣音等情况。

（8）患者凝血功能，如皮肤黏膜、引流管、穿刺点有无出血倾向。

（9）辅助检查，如血气分析、血常规、肝功能、肾功能、凝血指标。

（10）药物治疗效果及副作用。

二、护理问题

（1）意识障碍。

（2）疼痛。

（3）清理呼吸道无效。

（4）体温异常。

（5）潜在并发症：应激性溃疡、出血倾向。

（6）健康知识缺乏。

三、护理措施

（一）一般监护

加强对全身各系统的观察与监测，尽早发现各脏器功能不全的先兆，予以及时正确的治疗。例如：根据患者皮肤黏膜的颜色（特别是口唇、甲床颜色），以及呼吸频率、幅度的改变，及早发现呼吸功能不全；根据患者尿量、尿比重、尿液颜色的变化可较早发现患者肾功能的改变；根据患者意识、性格的改变及肝功能指标变化及胆汁的排泌量，了解肝功能的变化；等等。

（二）特殊监护

采用直接动脉穿刺置管连续监测血压、中心静脉穿刺置管测中心静脉压或经脉搏连续心排血量监测（PiCCO）、气管插管或切开行机械通气呼吸支持治疗等。注意各种管道的维护及无菌操作，保持其通畅，及时处理各种故障，密切观察各项参数变化并及时与医生取得联系。

（三）加强基础护理

基础护理，如皮肤、口腔、会阴等的护理，确保患者舒适。

（四）监测体温

患者维持合适的体温。高热者应用物理降温和药物降温，注意观察降温效果及生命体征。低温者采取适当的保温措施。

（五）加强营养支持

遵医嘱早期开始肠内营养或肠外营养，准确记录出入量。急性期应禁食禁水，为急症手术做好准备。

（六）观察并记录尿量及尿液性状

维护肾脏功能，注意避免使用肾毒性药物。必要时行血液透析或连续性肾脏替代治疗（continuous renal replacement therapy, CRRT）。

（七）建立有效的静脉通路

遵医嘱应用药物，注意输液、输血的速度和量。注意药物的配伍禁忌，观察药物的治疗效果及副作用。

（八）心理护理

了解患者的心理反应，做好心理护理，使患者树立战胜疾病的信心，以便积极配合治疗。

四、护理评价

（1）生命体征是否稳定，意识是否清楚。

（2）水电解质及酸碱是否平衡。

（3）有无并发症。

（4）疼痛是否缓解。

（5）各引流管道是否通畅。

（6）处理各种急症时是否有整体观。

五、健康教育

（1）鼓励患者进行适当的锻炼，以增强机体抵抗力。

（2）注意营养，进食高蛋白、高维生素、易消化的软食，少量多餐。

（3）避免各种诱发因素。

第四节 急性呼吸窘迫综合征

急性呼吸窘迫综合征（acute respiratory distress syndrome, ARDS）是指原心肺功能正常，由严重感染、休克、创伤等引起的肺实质细胞损伤，肺毛细血管弥漫性渗出，引起急性高通透性肺水肿和进行性缺氧性呼吸衰竭（Ⅰ型）。临床以进行性呼吸困难、难治性严重低氧血症为特征，胸部X线片显示斑片状阴影。死亡率在50%～70%。

一、护理评估

（1）引起ARDS的原因。

（2）呼吸形态及血氧饱和度，呼吸困难及缺氧程度，氧疗及机械通气情况。

（3）意识及精神状态：有无意识障碍。

（4）循环系统症状：体温、脉搏、心率、心律、血压、四肢末梢的情况。

（5）消化系统症状：胃肠道反应，肠内营养耐受情况，有无黄疸，营养状况，有无应激性溃疡。

（6）肾功能测定：尿量和尿色、性状。

（7）皮肤色泽、水肿程度。

（8）实验室检查结果，如动脉血气分析、胸部X线检查、心电图、心脏超声等。

二、护理问题

（1）气体交换受损。

（2）体液失衡。

（3）营养失衡：低于机体需要量。

（4）潜在并发症：气压伤、感染、休克。

（5）健康知识缺乏。

三、护理措施

（1）给予持续心电监护，血压、血氧饱和度监测，严密监测患者的生命体征，特别是呼吸形态、频率的变化。

（2）迅速建立人工气道，行机械通气，实施小潮气量肺保护性通气策略，避免肺气压伤发生。

（3）及时采集动脉血，做血气分析，根据结果调节呼吸机参数。

（4）保持呼吸道通畅，鼓励患者咳嗽，有效排痰。

（5）加强人工气道的温湿化管理，教患者掌握正确吸痰方法，尽量采用密闭性吸痰管，缩短吸痰时间。

（6）加强营养支持，根据病情给予肠内和肠外营养，准确记录出入量。

（7）加强基础护理，防止并发症。

（8）加强心理疏导。采取多种方式，如卡片、手势、书写等与患者交流，助其消除恐惧和焦虑。

四、护理评价

（1）呼吸窘迫综合征是否改善，血氧饱和度是否明显上升。

（2）人工气道能否保持通畅，是否有效清除痰液。

（3）患者能否得到及时治疗，是否发生严重并发症或并发症得到及时救治。

（4）患者恐惧是否减轻。

五、健康教育

（1）指导患者呼吸频率与呼吸机同步。

（2）加强营养，锻炼呼吸肌，及早脱机。

（3）积极防治原发病。

第三章　呼吸系统疾病护理

第一节　呼吸系统疾病患者常见症状体征的护理

一、咳嗽与咳痰

咳嗽、咳痰是临床上最常见的症状。咳嗽是一种反射性防御动作，有利于清除呼吸道内分泌物及气道内异物。但咳嗽也可使呼吸道内感染扩散，剧烈咳嗽可导致呼吸道出血等。如果频繁地咳嗽而影响工作和休息，则为病理状态。咳痰是指借助咳嗽将气管、支气管内分泌物或肺泡内的渗出液排出。咳嗽可伴或不伴咳痰。咳嗽伴有痰液，称为湿性咳嗽；咳嗽无痰或痰量很少，称为干性咳嗽。

引起咳嗽和咳痰的常见病因。①呼吸道疾病：如气管炎、肺炎、肺结核、支气管哮喘、气管受压或阻塞、肺间质性疾病等。②理化因素：如异物、灰尘、刺激性气体、过冷或过热的空气等刺激。③胸膜疾病：如胸膜炎、自发性气胸等。④心血管疾病：如二尖瓣狭窄或其他原因所致左心衰竭而引起的肺水肿、肺部淤血等。⑤其他：如脑炎、脑膜炎、食管、胃等刺激也可引起咳嗽。

（一）护理评估

1.病史

询问患者咳嗽的发病情况、年龄、病程的长短、时间与规律、程度与音色、性质、伴随的症状、咳嗽与体位、气候变化的影响等，有无受凉、花粉吸入或精神因素等，有无相关的职业和环境因素（如长期接触粉尘）。观察痰液的色、质、量、气味和有无肉眼可见的异常改变等。询问患者既往和目前检查、用药和治疗情况。了解患者有无吸烟史、过敏史、家族史。

2.身体评估

监测生命体征、意识状态，有无急性病容、发绀和杵状指（趾）。气管是否居中，有无颈部、锁骨上淋巴结肿大、颈静脉怒张。呼吸频率和深度是否改变，有无桶状胸、异常呼吸音、干啰音、湿啰音等。

3.心理-社会评估

频繁、剧烈地咳嗽，尤其是夜间咳嗽或咳大量痰者常感到疲乏、烦躁不安、失眠、注意力不集中、焦虑、抑郁等，影响正常的生活和工作。此外，某些传染性疾病（肺结核）可通过咳嗽、咳痰对周围健康人群造成影响。

4.辅助检查

评估血常规、痰涂片的染色和镜检，以及痰培养和药物敏感试验、胸部 X 线检查、肺功能测定等各项检查结果有无异常。

（二）常见护理诊断及医护合作性问题

1.气体交换受损

清理呼吸道无效与痰液黏膜、胸痛、意识障碍等导致无效咳嗽有关。

2.活动无耐力

窒息与呼吸道分泌物增多、无力排痰、意识障碍等有关。

（三）护理目标

患者能有效咳嗽，痰液易咳出；能正确采用有利于体位引流的合适体位；能配合胸部叩击等方法排出痰液。

（四）护理措施

1.一般护理

（1）改善环境。给患者提供整洁、舒适的环境。保持室内空气新鲜，维持适宜的温度（18～20℃）与湿度（50％～60％）。

（2）避免诱因。避免患者到空气污染的公共场所，减少尘埃与烟雾等对患者的刺激。戒烟可减轻咳嗽，给吸烟的患者制订有效的戒烟计划。避免患者剧烈运动，注意保暖。

（3）饮食护理。营养不良，维生素 A、维生素 C 缺乏会使呼吸道防御能力下降，肠上皮细胞修复功能减退，油腻、辛辣的刺激性食物可刺激呼吸道加重咳嗽。

2.病情观察

密切观察咳嗽、咳痰情况，详细记录痰液的颜色、量、性质；观察患者体力情况，判断其能否有效咳嗽及将痰液咳出，咳嗽是否伴有发热、胸痛、喘息及咯血等；意识障碍、痰量较多但无力排痰者，应警惕窒息的发生。

3.促进有效排痰

（1）指导有效咳嗽。有效咳嗽有助于患者气道远端分泌物的排出和呼吸道通畅。

（2）湿化气道。适用于痰液黏稠难以咳出者。分为超声雾化吸入法和蒸汽吸入疗法。

（3）胸部叩击与胸壁震荡。适用于久病体弱、长期卧床、排痰无力的患者。

（4）体位引流。利用重力作用使肺、支气管内的分泌物排出体外，又称重力引流。

（5）机械吸痰。适用于无力咳嗽而痰液量多且黏稠、意识不清或排痰困难者。

4.用药护理

按医嘱使用抗生素和止咳、祛痰等药物，掌握药物的疗效和副作用，不滥用药物（如排痰困难者，不能自行服用强镇咳药）。

5.心理护理

帮助患者熟悉、适应医院的环境，了解咳嗽、咳痰的有关知识，增强其战胜疾病的信心，使其避免焦虑等不良情绪。帮助患者掌握有效的应对技巧，如做一些力所能及的劳动，参加一定的娱乐活动。指导患者家属理解和满足患者的心理需求，给予患者精神与心理的支持。

6.有窒息的危险

（1）减少窒息发生的危险。对于痰液排出困难者，鼓励其多饮水或雾化吸入，协助患者翻身、拍背或体位引流等。

（2）病情观察。密切观察患者的表情、神志、生命体征，观察并记录痰液的颜色、量与性质，及时发现和判断患者有无发生窒息的可能。如患者突然出现烦躁不安、神志不清、面色苍白或发绀、出冷汗、呼吸急促、咽中痰鸣，应警惕窒息的发生，并及时通知医生。

（3）做好抢救准备。对于意识障碍、年老体弱、咳嗽和咳痰无力、咽中痰鸣、神志不清、突然大量呕吐物涌出等高危患者，应立即做好抢救准备，如迅速备好吸引器、气管插管或气管切开等用物，积极配合抢救工作。

（五）护理评价

患者能进行有效的咳嗽，将痰液咳出，使呼吸道通畅；生命体征平稳，无窒息发生。

二、肺源性呼吸困难

（一）护理评估

1.病史

询问呼吸困难发作的起病缓急和进展特点，有无诱因，患者的年龄、性别、与活动的关系及用药情况等；是否伴有咳嗽、咳痰、胸痛、发热、神志改变等症状。询问患者对治疗的反应。

2.身体评估

监测有无烦躁不安、神志恍惚、谵妄或昏迷等意识改变，有无表情痛苦、鼻翼扇动、张口呼吸或点头呼吸，呼吸频率、深度和节律有无改变，有无"三凹征"、异常呼吸音、哮鸣音、湿啰音等。

3.心理-社会评估

肺源性呼吸困难主要是由慢性呼吸系统疾病引起的呼吸功能受损导致的。患者常因呼吸困难、憋气、有濒死感，表现为精神紧张、疲乏、注意力不集中、失眠、抑郁、焦虑或恐惧。由于疾病反复发作，给患者带来较重的精神负担，患者易出现焦虑、悲观、沮丧等心理反应，甚至对治疗失去信心；随着生活和工作能力的丧失，亦给家庭生活和经济状况带来沉重的负担，从而产生一些社会问题。

（二）常见护理诊断及医护合作性问题

1.气体交换受损

气体交换受损与呼吸道痉挛、呼吸面积减少、换气功能障碍有关。

2.活动无耐力

活动无耐力与日常活动时供氧不足、疲乏有关。

（三）护理目标

患者呼吸困难程度减轻，能进行有效的休息和活动，且活动耐力逐渐提高。

（四）气体交换受损的护理

1.一般护理

（1）环境。给患者提供安静舒适、空气洁净的环境，保持适宜的温度与湿度，避免刺激性气体的吸入。哮喘患者室内避免有变应原，如尘螨、花粉等。病情严重者应置于重症监护病房。冬季注意保暖，防止受凉。

（2）饮食护理。保证每日摄入足够的热量，宜进食富含维生素、易消化的食物。避免刺激性、易产气（如红薯、土豆、萝卜等）的食物，防止便秘、腹胀影响呼吸。给予张口呼吸、痰液黏稠者足够水分，并做好口腔护理。

2.病情观察

动态观察病情变化，及时发现和解决患者异常情况。例如：监测呼吸频率和深度、体温、脉搏及出入量；观察呼吸道是否通畅，口唇、颜面和甲床的颜色，判断缺氧程度；观察有无出现心衰和严重心律失常；等等。监测动脉血气分析，调整治疗方案。

3.氧疗和机械通气

合理的氧疗或机械通气是纠正缺氧、缓解呼吸困难最有效的治疗方法。给氧的方法有鼻导管、鼻塞、面罩、气管内和呼吸机给氧。严重缺氧而无二氧化碳潴留者，一般可用面罩给氧；缺氧而伴有二氧化碳潴留者，可用鼻导管或鼻塞给氧。临床上还应根据病情和血气分析结果采取不同的给氧浓度。应向患者说明氧疗或机械通气的重要性、注意事项和正确使用方法，以得到患者的理解和积极配合。

氧疗实施过程应派专人负责监护，密切观察疗效，并根据动脉血气分析结果及时调整吸氧浓度和流量，以防止发生氧中毒和二氧化碳麻醉；注意保持吸入氧气的湿化，以免干燥氧气对呼吸道刺激及气道黏液栓的形成；输送氧气的面罩、导管、气管导管等应定时更换消毒，防止交叉感染。

4.用药护理

遵医嘱应用支气管扩张药、抗菌药物、呼吸兴奋剂等，观察药物疗效和副作用。若使用大剂量糖皮质激素治疗，注意有无应激性溃疡的出现；注意观察胃液颜色、量、性质，观察大便颜色、量、性质，询问胃部有无不适感。

5.心理护理

观察患者呼吸困难类型，倾听患者的诉说，给予其相应的解释和适当的安慰。呼吸困难可引起患者烦躁不安、恐惧，甚至有濒死感、极度紧张等不良情绪和反应，更加重了呼吸困难。医护人员应充分地解释疾病、治疗方法及疗效，使患者尽可能地保持安静，必要时可陪伴在患者身边，发现异常及时干预与疏导，适时安慰患者，增强其安全感。

（五）活动无耐力的护理

1.体位

采取半卧位或端坐位，必要时设置跨床小桌，以便患者伏桌休息，从而减轻呼吸困难。避免紧身衣服或过厚被子加重患者胸部压迫感。

2.呼吸训练

患者进行呼吸训练以提高肺活量，如慢性阻塞性肺气肿患者做缓慢深呼吸、腹式呼吸、缩唇呼吸等，训练呼吸肌，延长呼吸时间，使气体能完全呼出。

3.休息和活动

合理安排患者的休息和活动，调查日常生活方式。根据病情变化有计划地增加患者运动量，如室内走动到室外活动、散步、快走、慢跑、太极拳、体操等，逐步恢复正常活动。

（六）护理评价

患者发绀减轻，呼吸频率、深度和节律趋于正常，呼吸平稳；参与日常活动不感到疲劳，则活动耐力有所提高。

三、咯血

（一）护理评估

1.病史

询问患者有无支气管扩张、肺结核及其他的全身疾病等病史；有无感染、过度疲劳等诱因；了解患者有无咯血先兆，记录咯血的时间、次数、性质、量及治疗的经过等。注意咯血的颜色和性状，以及是否伴有发热、胸痛、呛咳、脓痰、皮肤黏膜出血、杵状指（趾）和黄疸。

2.身体评估

（1）判断咯血量。

（2）窒息表现。

3.心理-社会评估

4.辅助检查

（二）常见护理诊断及医护合作性问题

窒息与大量咯血时血液不能及时排出有关。

（三）护理措施

1.一般护理

（1）饮食护理。

大量咯血者暂禁食。在小量咯血或大量咯血停止后，宜进食少量凉或温的流质饮食，多饮水，多食含纤维素的食物，以保持大便通畅，避免排便时腹压增大而引起再度咯血。

（2）休息与体位。

小量咯血者应静卧休息，大量咯血者需绝对卧床休息。保持病室安静，避免不必要的交谈，避免搬动患者。

（3）其他。

告诉患者咯血时不能屏气，以免诱发喉痉挛，血液引流不畅形成血块导致窒息。保持呼吸道通畅，嘱患者轻轻将气管内存留的积血咯出。及时为患者漱口，擦净血迹，保持口腔清洁、舒适，防止口腔异味刺激再度引起患者咯血。

2.病情观察

定时监测血压、脉搏、呼吸、心律、瞳孔、意识状态等方面的变化，并详细记录。

3.抢救配合

当窒息发生时，立即置患者于头低足高位，轻拍背部以利于血块排出。及时清除患者口、鼻腔内血凝块，或迅速用鼻导管接吸引器插入气管内抽吸，以清除呼吸道内的积血。必要时立即行气管插管或支气管镜直视下吸取血块。气管血块清除后，若患者自主呼吸未恢复，应行人工呼吸，给予高流量氧疗或遵医嘱应用呼吸兴奋剂，同时仍需密切观察病情变化，监测血气分析和凝血机制，警惕再次窒息的可能。

4.用药护理

保证静脉输液通畅，正确计算滴速。当大量咯血使用垂体后叶激素时，要控制滴速，高血压、冠状动脉粥样硬化性心脏病、心力衰竭者和孕妇禁用。使用过程中密切观察患者有无恶心、便意、心悸、面色苍白等不良反应；大量咯血不止者，做好准备并配合经纤维支气管镜局部注射凝血酶或行气囊压迫止血。

5.心理护理

对咯血的患者给予精神安慰，遵医嘱给予少量镇静剂，减轻其恐惧心理。鼓励患者将血轻轻咯出。患者面部及其他部位的血迹应及时用清水洗净，消除一切不良刺激。让患者尽快安静休息，以免再次咯血。

（四）护理评价

患者咯血量、次数得到有效的控制或咯血停止，无窒息发生。

第二节　急性呼吸道感染

急性呼吸道感染通常包括急性上呼吸道感染和急性气管支气管炎。急性上呼吸道感染是鼻腔、咽或喉部急性炎症的总称，一般病情较轻，病程较短，预后良好。但由于其发病率高，具有一定的传染性，应积极防治。急性气管支气管炎可由急性上呼吸道感染蔓延而来。本病全年皆可发病，但在寒冷季节或气候突变时多发。

一、病因及发病机制

（一）急性上呼吸道感染

急性上呼吸道感染，70％～80％是由病毒引起的。常见的病毒有流行性感冒病毒、副流感病毒、鼻病毒、腺病毒、呼吸道合胞病毒等。由于感染的病毒类型较多，又无交叉免疫，人体产生的免疫力较弱且短暂，同时在健康人群中有病毒携带者，故一个人可多次发病。细菌感染可伴发或继发于病毒感染，常见的是溶血性链球菌，其次是流感嗜血杆菌、肺炎球菌和葡萄球菌等，偶见革兰氏阴性杆菌。当全身或呼吸道局部防御功能降低时，尤其是老幼体弱或有慢性呼吸道疾病者更易患病，原已存在于上呼吸道或从外入侵的病毒、细菌迅速繁殖，通过含有病毒的飞沫或被污染的用具传播，引起发病。

（二）急性气管支气管炎

1.感染

导致急性气管支气管炎的主要原因是上呼吸道感染的蔓延，感染可由病毒或细菌引起，亦可由衣原体和支原体感染引起。

2.物理、化学性刺激

冷空气、粉尘、刺激性气体或烟雾的吸入，均可刺激气管黏膜，从而引起急性损伤和炎症反应。

3.过敏反应

吸入花粉、有机粉尘、真菌孢子等变应原，或对菌体蛋白过敏，均可引起气管支气管炎反应。

二、临床表现

（一）急性上呼吸道感染

1.普通感冒

普通感冒以鼻咽部卡他症状为主要表现，又称"伤风"，又称急性鼻炎或上呼吸道卡他。起病较急，早期有咽干、咽痒或烧灼感，同时或数小时后有打喷嚏、鼻塞、清水样鼻涕，2～3天分泌物变稠，伴咽喉病、咽鼓管炎、流泪、味觉迟钝、声嘶、少量咳嗽、低热不适、轻度畏寒和头痛。检查可见鼻腔黏膜充血、水肿、有分泌物，咽部轻度充血。本病常能自限，一般5～7天痊愈。

2.病毒性咽炎和喉炎

临床特征为咽部发痒和有灼热感、声嘶、讲话困难，咳嗽时胸骨下疼痛，咳嗽无痰或痰呈黏液性，发热和有乏力感，可闻及干啰音或湿啰音。伴有咽下疼痛时，常提示链球菌感染，体检发现咽部有明显充血和水肿，局部淋巴结肿大且触痛，提示流行性感冒病毒和腺病毒感染，腺病毒性肺炎可伴有结膜炎。

3.疱疹性咽峡炎

疱疹性咽峡炎常由柯萨奇病毒 A 引起，夏季好发。临床表现有明显的咽痛、发热，病程约一周。可见咽部充血，软腭、腭垂、咽及扁桃体表面可见灰白色疱疹和浅表溃疡，周围有红晕。多见于儿童，偶见于成人。

4.咽眼结合膜热

咽眼结合膜热主要由柯萨奇病毒、腺病毒等引起。常发生于夏季，多与游泳有关，儿童多见。表现为发热、咽痛、畏光、流泪，咽及结膜有明显充血。病程为 4～6 天。

5.细菌性咽扁桃体炎

细菌性咽扁桃体炎主要由溶血性链球菌感染引起，其次由流感嗜血杆菌、肺炎球菌、葡萄球菌等引起。起病迅速，咽痛明显，畏寒发热，体温可高达 39℃。检查可见咽部有明显充血，扁桃体充血肿大，其表面有黄色点状渗出物，颌下淋巴结肿大、压痛，肺部无异常体征。

本病可并发急性鼻窦炎、中耳炎、急性气管支气管炎。部分患者可继发心肌炎、肾小球肾炎、风湿性关节炎等。

（二）急性气管支气管炎

急性气管支气管炎起病急，常有上呼吸道感染的表现，全身症状一般较轻，可有发热，在 38℃左右，一般 3 天降至正常。咳嗽、咳痰为最常见的症状，常为阵发性咳嗽，先为干咳或少量黏液性痰，随后可转为黏液脓性痰或脓性痰液，痰量增多，咳嗽加剧，偶可见痰中带血。咳嗽、咳痰可延续 2～3 周才消失，如迁延不愈，则可演变为慢性支气管炎。呼吸音正常，两肺可听到散在干啰音和湿啰音。

三、辅助检查

（1）血常规。

（2）病原学检查。

（3）X 线检查。

四、处理要点

（一）对症治疗

选用抗感冒复合剂或中成药减轻发热、头痛，减少鼻咽部充血和分泌物，如对乙酰氨基酚（扑热息痛）、银翘解毒片等。干咳者可选用右美沙芬、喷托维林（咳必清）等；咳嗽有痰者可选用复方氯化铵合剂、溴己新（必嗽平），或雾化祛痰；咽痛者可含服喉片或草珊瑚含片等；气喘者可用平喘药，如特布他林、氨茶碱等。

（二）抗病毒药物

早期应用抗病毒药有一定疗效，可选用利巴韦林、奥司他韦、金刚烷胺、吗啉胍和抗病毒中成药等。

（三）抗菌药物

如果有细菌感染，最好根据药物敏感试验来选择有效抗菌药物，常可选用大环内酯类、青霉素类、A组抗结核及头孢菌素类药物。

五、常见护理诊断及医护合作性问题

（1）舒适度的改变。鼻塞、流涕、咽痛、头痛与病毒和（或）细菌感染有关。

（2）体温过高与病毒和（或）细菌感染有关。

（3）清理呼吸道无效与呼吸道感染、痰液黏稠有关。

（4）睡眠形态紊乱与剧烈咳嗽、咳痰影响休息有关。

（5）潜在并发症：鼻窦炎、中耳炎、心肌炎、肾小球肾炎、风湿性关节炎。

六、护理措施

（一）一般护理

注意对呼吸道感染患者的隔离。减少探视，防止交叉感染，患者咳嗽或打喷嚏时应避免对着他人。让患者多饮水，补充足够的热量，给予清淡、易消化、富含营养的食物。嘱患者适当卧床休息，特别是在发热期间。部分患者往往因剧烈咳嗽而影响正常的睡眠，可给患者提供容易入睡的休息环境，保持病室空气流通及适当的温度和湿度，周围环境安静，关闭门窗。指导患者运用促进睡眠的方式，如睡前泡脚、听音乐等。必要时可遵医嘱给予镇咳、祛痰或镇静药物。

（二）病情观察

注意疾病流行情况、鼻咽部发生的症状、体征及血常规和胸部 X 线片改变。警惕并发症：如耳痛、耳鸣、听力减退、外耳道流脓等则提示中耳炎；如发热、头痛剧烈，伴脓涕、鼻窦有压痛等则提示鼻窦炎；如恢复期出现胸闷、心悸、眼睑水肿、腰酸和关节痛等则提示心肌炎、肾小球肾炎或风湿性关节炎。若有以上情况，患者应及时就诊。

（三）用药护理

应根据医嘱选用药物，并告知患者药物的作用、可能发生的副作用和服药的注意事项。例如：按时服药；应用抗生素者，注意观察有无迟发过敏反应；应用解热镇痛药物者，注意避免大量出汗而引起虚脱；发现异常患者及时就诊；等等。

（四）心理护理

急性呼吸道感染预后良好，多数患者于一周内康复，仅少数患者可因咳嗽迁延不愈而发展为慢性支气管炎，患者一般无明显心理负担。但如果咳嗽较剧烈，加之伴有发热，可能会影响患者的休息、睡眠，进而影响工作和学习，使患者产生急于缓解咳嗽等症状的焦虑情绪。护理人员应与患者进行耐心、细致的沟通，通过对病情的客观评价，解除患者的心理顾虑，去除不良心理反应，使其树立治疗疾病的信心。

（五）健康指导

1.疾病知识指导

指导患者和家属了解诱发疾病的因素及本病的有关知识。

2.生活指导

患者平时应加强耐寒锻炼，增强体质，提高机体免疫力。生活要有规律，避免过度劳累。保持室内空气新鲜、阳光充足。少去人群密集的场所。戒烟酒。

第三节　肺炎

一、分类

肺炎可按解剖、病因或患病环境进行分类，具体分类如下。

（一）解剖分类

1.大叶性（肺泡性）肺炎

大叶性肺炎为肺实质炎症，通常并不累及支气管。病原体先在肺泡引起炎症，继而导致部分或整个肺段、肺叶发生炎症改变。致病菌多为肺炎链球菌。

2.小叶性（支气管）肺炎

小叶性肺炎指病原体经支气管入侵，引起细支气管、终末细支气管和肺泡的炎症。病原体有肺炎链球菌、葡萄球菌、病毒、肺炎支原体及军团菌等。常继发于支气管炎、支气管扩张、上呼吸道感染及长期卧床的严重患者。

3.间质性肺炎

间质性肺炎以肺间质炎症为主，病变累及支气管壁及其周围组织，有肺泡壁增生及间质水肿，可由细菌、支原体、衣原体、病毒或卡氏肺孢菌等引起。

（二）病因分类

1.细菌性肺炎

细菌性肺炎，如肺炎链球菌、金黄色葡萄球菌、甲型溶血性链球菌、肺炎克雷伯菌、流感嗜血杆菌、铜绿假单胞菌等所致的肺炎。

2.非典型病原体所致的肺炎

非典型病原体，如军团菌、支原体和衣原体等所致的肺炎。

3.病毒性肺炎

病毒性肺炎，如冠状病毒、腺病毒、呼吸道合胞病毒、流行性感冒病毒、单纯疱疹病毒等所致的肺炎。

4.真菌性肺炎

真菌性肺炎，如白念珠菌、曲霉、放射菌等所致的肺炎。

5.其他病原体所致的肺炎

其他病原体，如立克次体、弓形虫、原虫、肺吸虫、肺型血吸虫等所致的肺炎。

6.理化因素所致的肺炎

理化因素，如放射性肺炎、胃酸吸入、药物等所致的化学性肺炎。

（三）患病环境分类

（1）社区获得性肺炎（community-acquired pneumonia, CAP）是指在医院外引起的感染性肺实质炎症，包括具有明确潜伏期的病原体感染而在入院后平均潜伏期内发病的肺炎。常见病原菌为肺炎链球菌、流感嗜血杆菌、卡他莫拉菌和非典型病原体。

（2）医院获得性肺炎（hospital acquired pneumonia, HAP）亦称为医院内肺炎，是指患者入院时不存在、也不处于潜伏期，而于入院 48 小时后在医院内发生的肺炎。无感染高危因素患者的常见病原体依次为肺炎链球菌、流感嗜血杆菌、金黄色葡萄球菌、大肠杆菌、肺炎克雷伯菌等；有感染高危因素患者的常见病原体依次为金黄色葡萄球菌、铜绿假单胞菌、肠杆菌、肺炎克雷伯菌等。

二、病因及发病机制

（一）肺炎链球菌肺炎

肺炎链球菌肺炎是由肺炎链球菌或肺炎球菌引起的肺炎。肺炎链球菌是寄居在口腔及鼻咽部的一种正常菌群，其带菌率随年龄、季节及免疫状态的变化而改变。当机体免疫功能受损时，有毒力的肺炎链球菌侵入人体而致人生病。其致病力是由于有高分子多糖体的荚膜对组织的侵袭作用，首先引起肺泡壁水肿，白细胞与红细胞渗出，进而含菌的渗出液经肺泡孔向肺的中央部分扩展，甚至累及几个肺段或整个肺叶。

此病多在冬季和初春发病，常与呼吸道感染相平行。患者常为健康的青壮年或老年人与婴幼儿，男性多见。本病约占社区获得性肺炎的半数。除肺炎外，少数患者可发生菌血症或感染性休克，老年人及婴幼儿的病情尤为严重。

（二）葡萄球菌肺炎

葡萄球菌肺炎是由葡萄球菌引起的急性肺部化脓性炎症。葡萄球菌的致病物质主要是毒素与酶，具有溶血、坏死、杀白细胞和致血管痉挛等作用。其致病力可用凝固酶来测定，阳性者致病力较强，是化脓性感染的主要原因。但其他凝固酶阴性葡萄球菌亦可引起感染。随着医院内感染的增多，由凝固酶阴性葡萄球菌引起的肺炎也不断增多。

医院获得性肺炎中，葡萄球菌感染占11％～25％。

（三）肺炎支原体肺炎

肺炎支原体肺炎是由肺炎支原体引起的呼吸道和肺部的急性炎症病变。常同时有咽炎、支气管炎和肺炎。肺炎支原体是介于细菌和病毒之间、兼性厌氧、能独立生活的最小微生物。健康人吸入患者咳嗽、打喷嚏时喷出的口鼻分泌物可感染，即通过呼吸道传播。病原体通常吸附于宿主呼吸道纤毛上皮细胞表面，不侵入肺实质，抑制纤毛活动和破坏上皮细胞，其致病性可能与患者对病原体及其代谢产物的过敏反应有关。

（四）病毒性肺炎

病毒性肺炎是由上呼吸道感染，向下蔓延导致的肺部炎症。常见病毒为甲型流感病毒、乙型流感病毒、腺病毒、副流感病毒、呼吸道合胞病毒和冠状病毒等。患者可同时被一种以上病毒感染，气道的防御功能降低，常继发细菌感染。病毒性肺炎为吸入性感染，常有气管支气管炎；呼吸道病毒通过飞沫与直接接触而迅速传播，可爆发或散发流行。

（五）真菌性肺炎

肺部真菌感染是最常见的深部真菌病。真菌感染的发生是机体与真菌相互作用的结果，最终取决于真菌的致病性、机体的免疫状态，以及环境条件对机体与真菌之间关系的影响。广谱抗生素、糖皮质激素、细胞毒性药物及免疫抑制剂的广泛使用，人类免疫缺陷病毒（human immunodeficiency virus, HIV）感染和艾滋病增多，使肺部真菌感染的机会增加。

真菌多在土壤中生长，孢子飞扬于空气中，极易被人体吸入而引起肺部真菌感染（外源性）；或使机体致敏，引起表现为支气管哮喘的外源性变应性肺泡炎。有些真菌为寄生菌，如念珠菌和放线菌，当机体免疫力降低时可引起感染。静脉营养疗法的中心静脉插管如留置时间过长，白念珠菌就能在高浓度葡萄糖中生长，引起念珠菌感染中毒症。空气中到处有曲霉属孢子，在秋冬及阴雨季节，储藏的谷草发热霉变时更多。若大量吸入可能引起急性气管支气管炎或肺炎。

三、临床表现

（一）肺炎链球菌肺炎

肺炎链球菌肺炎常有受凉、淋雨、疲劳、醉酒、病毒感染等诱因。多有上呼吸道感染的前驱症状。起病急骤，有寒战、高热，体温常在数小时内上升至40℃，可呈稽留热，高峰在下午或傍晚。患侧胸痛，可放射至肩部或腹部，随深呼吸或咳嗽加剧。痰少，可带血或呈铁锈色。食欲锐减，偶有恶心、呕吐、腹胀、腹泻，可被误诊为急腹症。严重感染时，可伴发休克、急性呼吸窘迫综合征及神经精神症状，表现为烦躁不安、呼吸困难和不同程度的意识障碍等。

患者呈急性病容，面颊绯红，鼻翼扇动，口周有单纯疱疹，心率快，发绀。有感染中毒症者，可出现皮肤、黏膜出血点，巩膜黄染。病变早期肺部体征不明显，肺实变时病变处叩诊呈浊音，触觉语颤增强并可闻及异常支气管呼吸音。消散期病变处可闻及湿啰音。炎症累及胸膜可有胸膜摩擦音，累及膈胸膜可有上腹部压痛。重症患者有肠胀气，累及脑膜时有颈抵抗及出现病理反射。

（二）葡萄球菌肺炎

葡萄球菌肺炎起病多急骤，寒战、高热，体温高达 40℃，胸痛，咳大量脓性痰，带血丝或呈脓血状。全身肌肉和关节酸痛，精神萎靡，病情严重者可出现周围循环衰竭。院内感染者常起病隐袭，体温逐渐上升。老年人症状可不明显。

（三）肺炎支原体肺炎

肺炎支原体肺炎通常起病缓慢，潜伏期为 2～3 周，症状主要为乏力、咽痛、头痛、咳嗽、发热、食欲不振、肌肉酸痛等。多刺激性咳嗽，咳少量黏液痰，发热可持续 2～3 周，体温恢复正常后可仍有咳嗽。偶伴有胸骨后疼痛。

（四）病毒性肺炎

病毒性肺炎一般临床症状较轻，与支原体肺炎症状相似。起病较急，发热、头痛、全身酸痛、乏力等症状较突出。有咳嗽、少痰或白色黏浓痰、咽痛等症状。老年人或免疫功能受损的重症患者，可表现为呼吸困难、发绀、嗜睡、精神萎靡，甚至并发休克、心力衰竭和呼吸衰竭，严重者可发生急性呼吸窘迫综合征。

（五）真菌性肺炎

真菌性肺炎多继发于长期应用抗生素、糖皮质激素、免疫抑制剂、细胞毒性药物，或有长期留置导管、插管等诱发因素，其症状和体征无特征性变化。

（六）重症肺炎

目前重症肺炎还没有普遍认同的标准，各国诊断标准不一，但都注重肺部病变的范围、器官灌注和氧合状态。

四、处理要点

肺炎治疗最主要的环节是抗感染治疗。根据患者的年龄、有无基础疾病、是否有误吸、住普通病房还是重症监护病房、住院时间长短和肺炎的严重程度等，选择抗生素和给药途径，同时进行辅助支持治疗和对症处理。发生感染性休克时应及时进行抗休克和抗感染等处理。

肺炎的抗感染治疗包括经验性治疗和病原体治疗。

（一）肺炎球菌性肺炎

肺炎球菌性肺炎，首选青霉素 G，用法及剂量视病情轻重及有无并发症而定。对青霉素过敏或耐青霉素者，可用喹诺酮类（如左氧氟沙星）、头孢噻肟等药物。多重耐药菌株感染者，选用万古霉素。疗程通常为 14 天，或在退热后 3 天停药或由静脉用药改为口服，维持数日。

（二）葡萄球菌肺炎

治疗要点为早期引流原发病灶，同时选用敏感的抗生素。通常首选耐青霉素酶的半合成青霉素或头孢菌素，如苯唑西林、头孢呋辛等。对耐甲氧西林金黄色葡萄球菌（methicillin resistant staphylococcus aureus, MRSA）可用万古霉素、替考拉宁等治疗。疗程为 2～3 周，有并发症者需 4～6 周。

（三）肺炎支原体肺炎

肺炎支原体肺炎首选大环内酯类抗生素，如红霉素，疗程一般为2～3周。

（四）病毒性肺炎

病毒性肺炎以中药治疗为主，板蓝根、黄芪、金银花、连翘等中药有一定的抗病毒作用。某些重症病毒性肺炎应采用抗病毒药物，如选用利巴韦林（病毒唑）、阿昔洛韦（无环鸟苷）等。

（五）真菌性肺炎

真菌性肺炎目前尚无理想的药物，两性霉素B对多数肺部真菌仍为有效药物，但由于其副反应较多，使其应用受到限制。其他药物尚有氟胞嘧啶、咪康唑、酮康唑、制霉菌素等也可选用。

五、常见护理诊断及医护合作性问题

（1）气体交换受损与肺部炎症、痰液黏稠等引起的呼吸面积减少有关。

（2）清理呼吸道无效与肺部炎症、痰液黏稠、无力咳嗽有关。

（3）体温过高与致病菌引起肺部感染有关。

（4）胸痛与肺部炎症累及胸膜有关。

（5）缺乏疾病发生、发展、治疗等相关知识。

（6）潜在并发症：感染性休克。

六、护理措施

（一）一般护理

1.休息与环境

保持室内空气清新，病室温湿度适宜，环境安静、清洁、舒适。限制患者活动，限制探视，避免因谈话过多影响体力；要集中安排治疗和护理活动，患者保证足够的休息，以减少氧耗量，缓解头痛、肌肉酸痛、胸痛等症状。

2.指导体位或协助患者采取合适的体位

对于意识障碍患者，如病情允许可取半卧位，增加肺通气量，或侧卧位，以预防或减少分泌物吸入肺内。

3.饮食

给予患者高热量、高蛋白质、高维生素、易消化的流质或半流质的饮食，以补充高热引起的营养物质消耗。宜少食多餐，避免压迫膈肌。若有明显麻痹性肠梗阻或胃扩张，应暂时禁食，遵医嘱给予胃肠减压，直至肠蠕动恢复。

（二）病情观察

监测患者神志、体温、呼吸、脉搏、血压和尿量，并做好记录，尤其应注意密切观察体温的变化。观察有无呼吸困难及发绀，及时适宜地给氧。儿童、老年人、久病体弱者的病情变化较快，应重点观察，注意是否伴有感染性休克的表现。

（三）对症护理

1.高热的护理

（1）监测体温，休温突然升高或骤降时，要随时测量并记录。

（2）患者高热时卧床休息，出现畏寒、寒战时要给予保暖。

（3）鼓励患者多饮水。

（4）给予清淡易消化的高热量、高蛋白、高维生素的流质或半流质的饮食。

2.咳嗽、咳痰的护理

鼓励和协助患者有效咳嗽、排痰，及时清除口腔和呼吸道内痰液、呕吐物。痰液黏稠不易咳出时，若病情允许可扶患者坐起，给予拍背，协助咳痰；遵医嘱应用祛痰药及超声雾化吸入，稀释痰液，促进痰的排出。必要时给予吸痰，预防窒息。吸痰前，注意告知患者病情。

3.气急发绀的护理

监测动脉血气分析值，给予患者吸氧，提高血氧饱和度，改善发绀，增加患者的舒适度。注意观察患者呼吸频率、节律、深度的变化，有无皮肤色泽和意识状态的改变，如果病情恶化，则准备气管插管和呼吸机辅助通气。

4.胸痛的护理

注意维持患者舒适的体位。患者胸痛时，常伴随呼吸、咳嗽加重，可采取患侧卧位，在咳嗽时可用枕头等物夹紧胸部，必要时用宽胶布固定胸廓，以降低胸廓活动度，减轻疼痛。疼痛剧烈者，遵医嘱应用镇痛、止咳药，以缓解疼痛和改善肺通气，如口服可待因。此外，可用物理止痛和中药止痛擦剂。

5.其他

鼓励患者经常漱口，做好口腔护理。

（四）感染性休克的护理

1.观察休克的征象

密切观察患者生命体征和病情的变化。

2.环境与体位

应将感染性休克的患者安置在重症监护病房，注意保暖和安全。患者取仰卧中凹位，抬高胸部 20°，抬高下肢 30°，以利于呼吸和静脉回流，增加心排出量。尽量减少对患者的搬动。

3.吸氧

患者发绀或 $PaO_2 < 60$ mmHg 应给予高流量氧疗，维持动脉血氧分压在 60 mmHg 以上，改善缺氧状况。

4.补充血容量

尽快建立两条静脉通路，遵医嘱补充液体，维持有效血容量，减低血液的黏稠度，防止弥散性血管内凝血。补液不宜过多过快，以免引起心力衰竭和肺水肿。

5.纠正酸中毒

有酸中毒者，静脉滴注 5%的碳酸氢钠时，因其配伍禁忌较多，宜单独输入。监测和纠正电解质和酸碱平衡失调等。

6.应用血管活性药物的护理

在应用血管活性药物，如多巴胺、间羟胺（阿拉明）时，应注意防止液体溢出血管外，引起局部组织坏死和影响疗效。

7.对因治疗

应联合或足量应用强有力的广谱抗生素控制感染。

8.病情转归观察

随时监测和评估患者意识、血压、脉搏、呼吸、体温、皮肤、黏膜、尿量的变化，以判断病情转归。

（五）用药护理

遵医嘱及时使用有效抗感染药物，注意观察药物疗效及副作用。

（六）心理护理

患病前健康状态良好的患者会因突然患病而焦虑不安，病情严重或有惯性基础疾病的患者则可能出现消极、悲观和恐慌的心理反应。应耐心给患者讲解疾病的有关知识，解释各种症状和不适的原因，说明各项诊疗、护理操作目的、操作程序和配合要点，告知患者大部分肺炎治疗预后良好。主动询问和关心患者的需要，鼓励患者说出内心感受，与患者进行有效的沟通，帮助患者去除不良心理反应，树立治愈疾病的信心。

（七）健康指导

1.疾病知识指导

指导患者及家属了解肺炎的病因和诱因，患者有皮肤疖、痈、伤口感染、毛囊炎、蜂窝织炎时应及时治疗。避免受凉、淋雨、酗酒和过度疲劳。

2.生活指导

指导患者要注意休息，劳逸结合，生活有规律。保证其摄取足够的营养物质，适当参加体育锻炼，增强机体抗病能力。

3.出院指导

出院后需继续用药者，应遵医嘱按时服药。向患者介绍所服药物的疗效、用法、疗程、副作用，防止患者自行停药或减量。

第四节　呼吸系统常见诊疗技术及护理

一、采集动脉血与血气分析

（一）适应证

（1）各种疾病、创伤或外伤手术而发生呼吸衰竭者。

（2）心肺复苏患者。

（3）急性呼吸衰竭、慢性呼吸衰竭及进行机械通气的患者。

（二）操作前准备

1.患者准备

向患者说明穿刺的目的和注意事项，使患者在平静状态下接受穿刺。

2.物品准备

1 mL 无菌注射器，肝素溶液（1250 U／mL），软木塞，静脉穿刺盘。

（三）操作过程

1.穿刺前准备

用肝素液湿润注射器内壁，来回推动针芯，使肝素溶液涂遍注射器内壁，然后针尖朝上，排弃注射器内多余的肝素溶液和空气。

2.选择血管

一般可选择股动脉、肱动脉或桡动脉为穿刺点进针，先用手指摸清动脉的搏动、走向和深度。

3.动脉穿刺

常规消毒后，用左手的示指和中指固定动脉，右手持注射器刺入动脉，血液借助动脉压推动针芯上移，采血 1 mL。

4.穿刺后处理

拔针后立即将针头刺入软木塞，使血液与空气隔绝，用力旋转注射器使血液与肝素充分混匀。

（四）操作后护理

1.防止局部出血

在采血拔针头的同时，用消毒棉签按压穿刺点 2～5 分钟。

2.详细填写化验单

注明吸氧方法和浓度、呼吸机的参数及采血时间等。

3.立即送检

为避免氧逸失影响测定结果，采血后应立即送检。

二、纤维支气管镜检查

纤维支气管镜检查利用光学系统或内镜对气管支气管的管腔进行检查。纤维支气管镜可经口腔、鼻腔、气管导管或气管切开套管插入，可直接吸取分泌物，也可经支气管毛刷、活检获取组织细胞标本或分泌物进行检查。

（一）适应证

纤维支气管镜检查可用于原因不明的咯血、刺激性咳嗽、胸部 X 线占位改变或阴影所致的肺不张、阻塞性肺炎、支气管狭窄或阻塞。经抗生素治疗不缓解，疑为异物或肿瘤的患者，纤维支气管镜也可用于清除黏稠的分泌物、黏液栓或异物，行支气管肺泡灌洗、局部止血及用药等治疗。

（二）术前护理

（1）纤维支气管镜检查是有创伤性操作，术前应确认患者是否签署知情同意书。

（2）向患者说明检查目的、操作过程及有关配合注意事项，以消除其紧张情绪，取得合作。如果患者需要进一步的解释，应通知医生。

（3）术前 6～8 小时患者禁食、禁水，以防误吸。

（4）评估患者对消毒剂、局部麻醉药或术前用药是否过敏，以防止发生过敏反应。

（5）术前遵医嘱给予阿托品或安定等药物，以减少呼吸道分泌物。

（6）咽喉部在进行局部麻醉前应向患者解释可能出现的情况（麻木），以缓解患者的紧张情绪。

（7）监测血氧饱和度。

（8）获取患者基础生命体征、心律和肺部呼吸音，以便术后做对比。

（9）患者若有活动性义齿、眼镜及隐形眼镜，应事先取出。

（10）备好吸引器和复苏设备，以防患者术中出现喉痉挛和呼吸窘迫综合征，或因麻醉药物的作用抑制患者的咳嗽和呕吐反射，使分泌物不易咳出。

（三）术中护理

纤维支气管镜可经鼻或口插入，目前大多取经鼻插入。患者常取仰卧位，而不能平卧者，可取坐位或半坐位。可以直视下自上而下地依次检查各叶、段支气管。支气管镜的末端可做一定角度的旋转，术者可边插镜边调节角度调节钮。护士密切观察患者的生命体征和反应。麻醉患者通常很少有疼痛和不适，但操作过程中会出现轻微低氧血症，特别是有肺部疾病的患者。细胞刷检和活检后，黏膜被刷破或撕裂可有少量出血，但亦有发生大出血的危险。

（四）术后护理

（1）每15～30分钟监测一次脉搏、呼吸和血压，直至平稳。术后观察有助于发现呼吸困难及其他并发症，包括喉痉挛与支气管痉挛、支气管穿孔致气胸或皮下气肿、出血、低氧血症、肺炎、菌血症和心血管并发症。

（2）术后2小时患者禁食、禁水，以免误吸。麻醉消失，咳嗽和呕吐反射恢复后，方可进食。进食前让患者试着喝小口水，若无呛咳即可进食。

（3）术后几小时内避免吸烟、谈话和咳嗽，减少对喉部的刺激。

（4）由于患者在反射未恢复前无法吞咽痰液和唾液，应为患者备好呕吐器具。

（5）注意观察分泌物的颜色和特征。向患者说明术后数小时内，特别是活检后会有少量咯血及痰中带血，告知患者不必担心，如咳大量血痰应通知医生，警惕可能出现的并发症。

（6）及时留取痰液标本送检，特别是怀疑肿瘤的患者。

（7）24小时内监测体温。发热、肺炎均是支气管镜检查的并发症，患阻塞性支气管疾病的老年人更易发生。

三、胸腔穿刺术

胸腔穿刺术是在胸腔内抽取胸腔积液（或积气）的有创性操作。胸腔穿刺术的目的包括：抽取胸腔积液送检，明确其性质，以协助诊断；排除胸腔内积液或积气，以缓解压迫症状，避免胸膜粘连增厚；胸腔内注射药物，辅助治疗。

（一）适应证

（1）胸腔积液性质不明者，抽取积液检查，以协助病因诊断。

（2）大量积液或气胸者。

（3）脓胸抽脓灌洗治疗或恶性胸腔积液，需胸腔内注入药物者。

（二）术前护理

（1）胸腔穿刺术是一种有创性操作，术前应确认患者是否签署知情同意书。

（2）操作前向患者解释穿刺的目的及操作步骤，尤其要告诉患者局部麻醉时有针刺痛感，进针时会感受到压力，协助患者做好充分的精神准备以配合穿刺和避免术后并发症。

（3）必要时可给予镇咳药。告知患者在操作过程中不要咳嗽、深呼吸或突然移动体位，以免损伤胸膜或肺组织。

（4）必要时，穿刺部位备皮。

（5）抽液时，协助患者反坐于靠背椅上，双手平放椅背上；或取坐位，使用床旁桌支托；亦可仰卧于床上，举起上臂；完全暴露胸部或背部。如患者不能坐直，还可采用侧卧位，床头抬高30°。

（6）询问患者有无麻醉药过敏史。

（三）术中护理

（1）穿刺过程中应密切观察患者的脉搏、面色等变化，以判定患者对穿刺的耐受性。要注意询问患者有无异常的感觉，如患者有任何不适，应减慢抽吸或立即停止抽液。

（2）每次抽液、抽气时，不宜过快过多，防止抽液过多过快使胸腔内压骤然下降，发生肺水肿或循环障碍、纵隔移位等意外。

（3）穿刺过程中应避免损伤胸膜，并注意保持密闭，防止发生气胸。

（4）术毕拔出穿刺针、消毒穿刺点后，覆盖无菌纱布，胶布固定。健侧卧位 1 小时，以利于穿刺部位愈合。

（5）协助医生留取标本，送检。

（四）术后护理

（1）协助患者拍胸部 X 线片，以排除意外损伤导致的肺部并发症。

（2）观察患者的脉搏和呼吸状况，及时发现并发症，如血胸、气胸、肺水肿等。

（3）观察穿刺处有无渗血或渗液。

（4）鼓励患者深呼吸，促进肺膨胀。

（5）记录胸腔穿刺操作、患者的耐受情况、穿刺液体的性状和量、送检的标本、穿刺的部位，以及穿刺前、穿刺过程和穿刺后患者的呼吸情况。

（6）患者如无气胸或其他并发症，术后 1 小时可恢复活动。穿刺部位会很快愈合。

第四章　消化系统疾病护理

第一节　消化性溃疡

一、病因及发病机制

消化性溃疡是一种多因素疾病，其中幽门螺杆菌（helicobacter pylori, Hp）感染和服用非甾体抗炎药（nonsteroidal anti-inflammatory drug, NSAID）是已知的主要病因。溃疡发生的基本原理是黏膜侵袭因素和防御-修复因素失去平衡的结果，胃酸在溃疡形成中起关键作用。对胃、十二指肠黏膜有损伤的侵袭因素包括：胃酸和胃蛋白酶的消化作用、幽门螺杆菌感染、服用 NSAID 等。胃、十二指肠黏膜的自身防御-修复因素包括：胃黏液-碳酸氢盐屏障、黏膜屏障、黏膜血流量、细胞更新、前列腺素和表皮生长因子等。

（一）幽门螺杆菌感染

大量研究表明幽门螺杆菌感染是消化性溃疡的主要病因。幽门螺杆菌感染导致消化性溃疡的机制可能如下。

1.幽门螺杆菌-胃泌素-胃酸学说

幽门螺杆菌感染通过直接或间接作用于 G 细胞、D 细胞和壁细胞，导致胃酸分泌增加，从而导致十二指肠的酸负荷增加。

2.十二指肠胃上皮化生学说

十二指肠胃上皮化生为幽门螺杆菌在十二指肠定植提供了条件，幽门螺杆菌感染导致十二指肠炎症，黏膜屏障破坏，从而导致十二指肠溃疡（duodenal ulcer, DU）发生。

3.十二指肠碳酸氢盐分泌减少

幽门螺杆菌感染减少十二指肠碳酸氢盐分泌，从而导致黏膜屏障削弱，导致 DU 发生。

4.幽门螺杆菌感染削弱胃黏膜的屏障功能

幽门螺杆菌感染引起的胃黏膜炎症削弱了胃黏膜的屏障功能，导致胃溃疡（gastric ulcer, GU）的发生。

（二）NSAID

传统的 NSAID 如阿司匹林、吲哚美辛等，是引起消化性溃疡的另一个重要原因。NSAID 除直接作用于胃、十二指肠黏膜导致其损伤外，主要通过抑制前列腺素合成，削弱后者对黏膜的保护作用。

（三）胃酸和胃蛋白酶

消化性溃疡的最终形成是胃酸／胃蛋白酶对黏膜的自身消化导致的。由于胃蛋白酶的活性取决于胃液 pH 值，当胃液 pH 值上升到 4 以上时，胃蛋白酶就失去活性，因此胃酸的存在是溃疡发生的决定性因素。胃酸分泌过多在 DU 的发病机制中起主要作用。

（四）胃、十二指肠运动异常

胃排空延缓，可引起十二指肠液反流入胃而损伤胃黏膜；胃排空增快，可使十二指肠酸负荷增加。上述原发病因，能加重幽门螺杆菌感染或 NSAID 对胃黏膜的损伤。

（五）其他

（1）遗传。

（2）应激。

（3）吸烟。

二、临床表现

典型的消化性溃疡有慢性过程、周期性发作和节律性疼痛的特点。

（一）症状

1.腹痛

上腹痛是消化性溃疡的主要症状，疼痛多位于上腹中部、偏右或偏左。多数患者疼痛有典型的节律性，与进食有关，但少数患者可无症状，而仅表现为无规律性的上腹隐痛和不适，或以出血、穿孔等并发症为首发症状。其发作常与不良精神刺激、情绪波动、饮食失调等有关。GU 和 DU 上腹疼痛特点的比较见表 4-1。

表 4-1　GU 和 DU 上腹疼痛特点的比较

		GU	DU
相同点		慢性：病程长达 7 年，有的长达 20 年或更久	
		周期性：发作—缓解周期性交替，以春秋季发作多见	
		疼痛性质：多呈钝痛、灼痛、胀痛或饥饿样不适，一般为轻至中度持续性痛，可耐受	
不同点	疼痛部位	中上腹或在剑突下或剑突下偏左	中上腹或在中上腹偏右处
	疼痛时间	常在餐后 1 小时内发生，经 2 小时后逐渐缓解，至下次餐前自行消失	常发生于两餐之间，持续至下餐进食后缓解，故又称空腹痛、饥饿痛；部分患者于午夜出现疼痛，称夜间痛
	疼痛规律	进食—疼痛—缓解	疼痛—进食—缓解

2.其他

其他症状常有反酸、嗳气、恶心、呕吐、食欲减退等消化不良症状，也可有失眠、多汗、缓脉等自主神经功能失调的表现。

（二）体征

溃疡活动期可有剑突下固定而局限的轻压痛，缓解期则无明显体征。

（三）并发症

1.出血

出血是消化性溃疡最常见的并发症，也是上消化道大量出血的最常见病因。DU 比 GU 容易发生，常因服用 NSAID 而诱发。出血引发的临床表现取决于出血的速度和量，轻者表现为呕血、黑便，重者可出现周围循环衰竭，甚至低血容量性休克，应及时抢救。

2.穿孔

穿孔是消化性溃疡最严重的并发症，临床上可分为急性、亚急性和慢性三种类型，以急性穿孔最为常见。饮酒、劳累、服用 NSAID 等可诱发急性穿孔，表现为突发的剧烈腹痛、大汗淋漓、烦躁不安，服用抑酸剂不能缓解，疼痛多自上腹开始迅速蔓延至全腹，腹肌呈板样僵直，有明显压痛和反跳痛，肝浊音区消失，部分患者出现休克。十二指肠或胃后壁的溃疡深至浆膜层时，已与邻近的组织或器官发生粘连，穿孔时胃肠内容物不流入腹腔，称为慢性穿孔，又称为穿透性溃疡。穿透性溃疡时腹痛规律发生改变，腹痛顽固而持久，常向背部放射。邻近后壁的穿孔或游离穿孔较小时，只引起局限性腹膜炎时称亚急性穿孔，症状较急性穿孔轻且体征较局限。

3.幽门梗阻

大多由 DU 或幽门管溃疡引起。急性梗阻多为暂时性的，随炎症好转而缓解；慢性梗阻主要由于瘢痕收缩而呈持久性。幽门梗阻患者可感上腹饱胀不适，疼痛于餐后加重，且反复大量呕吐，呕吐物呈宿食般的酸腐味，呕吐后疼痛可暂缓解。严重频繁呕吐可致失水和低钾低氯性碱中毒，常继发营养不良。

4.癌变

少数 GU 可发生癌变，DU 则不会。对长期 GU 病史、年龄在 45 岁以上、溃疡顽固不愈者，应怀疑是癌变，需进一步检查和定期随访。

三、辅助检查

（一）纤维胃镜和胃黏膜活组织检查

纤维胃镜和胃黏膜活组织检查，是确诊消化性溃疡的首选检查方法。胃镜检查可直接观察溃疡部位、病变大小、性质，并可在直视下取活组织做组织病理学检查和幽门螺杆菌检测。

（二）X线钡餐检查

溃疡的X线直接征象是龛影，适用于对胃镜检查有禁忌或不愿接受胃镜检查的患者。

（三）幽门螺杆菌检测

可通过侵入性（如快速尿素酶测定、组织学检查和幽门螺杆菌培养等）和非侵入性（如^{14}C尿素呼气试验、粪便幽门螺杆菌抗原检测和血清学检测等）方法检测出幽门螺杆菌。其中^{13}C或^{14}C尿素呼气试验检测幽门螺杆菌感染的敏感性及特异性均较高而无须胃镜检查，常作为根除治疗后复查的首选方法。

（四）大便隐血试验

隐血试验呈阳性提示溃疡有活动，如GU患者持续呈阳性，应怀疑有癌变的可能。

四、处理要点

（一）消化性溃疡的药物治疗

（1）抑制胃酸的药物治疗。
（2）保护胃黏膜治疗。

（二）根除幽门螺杆菌治疗

1.根除幽门螺杆菌的治疗方案

对于幽门螺杆菌阳性的消化性溃疡患者，根除幽门螺杆菌不但可以促进溃疡愈合，而且可预防溃疡复发，从而彻底治愈溃疡。

2.根除幽门螺杆菌治疗结束后的抗溃疡治疗

在根除幽门螺杆菌治疗疗程结束后，继续给予该根除方案中所含抗溃疡药物常规剂量，完成1个疗程较理想。

3.根除幽门螺杆菌治疗后复查

在根除幽门螺杆菌治疗疗程结束后至少4周，应进行幽门螺杆菌复查，以保证幽门螺杆菌已被根除。

（三）NSIAD溃疡的治疗

对服用NSIAD后出现的溃疡，如条件允许应立即停用NSIAD，或者应立即换用对黏膜损伤轻的NSIAD，如塞来昔布。对停用NSIAD者，可给予常规疗程的H_2受体拮抗剂（H_2 receptor antagonist, H_2RA）或质子泵抑制剂（proton pump inhibitor, PPI）治疗；对不能停用NSIAD者，应选用PPI治疗。

（四）溃疡复发的预防

长程维持治疗一般以H_2RA常规剂量的半量睡前顿服，NSIAD溃疡复发的预防应常规采用PPI或米索前列醇。

（五）外科手术治疗

对于大量出血而内科紧急处理无效、急性穿孔、瘢痕性幽门梗阻、内科治疗无效的顽固性溃疡及胃溃疡疑有癌变者，可行手术治疗。

五、护理评估

询问患者有关疾病的诱因和病因，例如：有无暴饮暴食、喜食酸辣等刺激性食物的习惯；有无慢性胃炎病史；是否经常服用阿司匹林等药物；家族中有无患溃疡病者；是否嗜烟酒；发病是否与天气变化、饮食不当或情绪激动等有关。

六、常见护理诊断及医护合作性问题

（一）疼痛：腹痛

腹痛与胃、十二指肠溃疡有关。

（二）知识缺乏

缺乏关于病因及防治的知识。

（三）潜在并发症

潜在并发症：上消化道大量出血、穿孔、幽门梗阻、溃疡癌变。

（四）焦虑

焦虑与疾病反复发作、病程迁延有关。

七、护理目标

患者能描述导致和加重疼痛的因素，并能够避免这些因素，能应用缓解疼痛的方法和技巧使疼痛减轻或消失；能够描述正确的溃疡防治知识，主动参与，积极配合防治；不发生上消化道出血、穿孔、幽门梗阻、溃疡癌变等并发症，或上述征象被及时发现和处理；焦虑程度减轻或消失。

八、护理措施

（一）一般护理

1.休息与活动

溃疡活动期患者，当症状较重或有上消化道出血等并发症时，应卧床休息，则可使疼痛等症状缓解。溃疡缓解期患者，应鼓励适当活动，根据病情严格掌握活动量，工作宜劳逸结合，以不感到劳累和诱发疼痛为原则，餐后避免剧烈活动。患者有夜间疼痛时，指导患者遵医嘱夜间加服1次抑酸剂，以保证夜间睡眠。

2.饮食护理

（1）饮食原则。患者饮食应定时定量、少食多餐、细嚼慢咽，应选择营养丰富、搭配合理、清淡、易于消化的食物，以避免食物对溃疡病灶的刺激。

（2）进餐方式。在溃疡活动期，应做到：①定时定量；②少食多餐；③细嚼慢咽。

（3）食物选择。应选择营养丰富、搭配合理、清淡、易于消化的食物，以促进胃黏膜的修复和提高机体抵抗力。①选择营养丰富、刺激性小的食物，如牛奶、鸡蛋、鱼等。②避免刺激性食物。避免食用对胃黏膜有较强机械刺激的生、冷、硬、粗纤维的蔬菜、水果，忌用强刺激胃酸分泌的食品和调味品，如油炸食物、浓咖啡、浓茶和辣椒、酸醋等。③烹调方法以蒸、煮、炖、烩、汆等为主，各种食物应切细、煮软。

（4）注意进餐情绪。应注意调节患者进餐时的情绪，避免其精神紧张，否则易导致大脑皮层功能紊乱，胃酸分泌过多，不利于溃疡愈合。

（5）营养状况监测。经常评估患者的饮食和营养状况。

（二）病情观察

1.病情监测

注意观察及详细了解患者疼痛的规律和特点，并按其特点指导缓解疼痛的方法。

2.帮助患者认识和去除病因

向患者解释疼痛的原因，指导和帮助患者减少或去除加重和诱发疼痛的因素。

（三）并发症的护理

当发生急性穿孔和瘢痕性幽门梗阻时，应立即遵医嘱做好手术前准备，行外科手术治疗。当发生亚急性穿孔和慢性穿孔时，注意观察患者疼痛的性质，指导患者按时服药。当发生急性幽门梗阻时，做好呕吐物的观察与处理，指导患者禁食、禁水，行胃肠减压，保持口腔清洁，遵医嘱静脉补充液体，并做好解痉药和抗生素的用药护理。

（四）用药护理

遵医嘱对患者进行药物治疗，并注意观察药效及不良反应。

1.碱性抗酸药

碱性抗酸药应在饭后 1 小时和睡前服用。服用片剂时患者应嚼服，乳剂给药前应充分摇匀，不宜与酸性食物及饮料同服。

2.H_2RA

H_2RA 应在餐中或餐后即刻服用，也可把一日剂量在睡前服用。

3.PPI

奥美拉唑可引起个别患者头晕，特别是用药初期，应嘱咐患者用药期间避免开车或做其他必须高度集中注意力的工作。

（五）心理护理

（1）正确评估患者及家属的心理反应。
（2）积极进行健康宣教，减轻患者不良心理反应。

（六）健康指导

1.生活指导

向患者及家属讲解引起和加重溃疡病的相关因素。指导患者保持乐观的情绪和规律的生活，避免过度紧张与劳累，选择合适的锻炼方式，提高机体抵抗力。指导患者建立合理的饮食习惯和结构，戒除烟酒，避免摄入刺激性食物。

2.用药指导

指导患者慎用或勿用致溃疡药物，如阿司匹林、咖啡因、泼尼松等。指导患者遵医嘱正确服药，学会观察药效及不良反应；不擅自停药或减量，防止溃疡复发。

3.疾病知识指导

嘱患者定期复诊，并指导患者了解消化性溃疡及其并发症的相关知识和识别方法，患者若上腹疼痛节律发生变化并加剧，或者出现呕血、黑便时应立即就医。

九、护理评价

患者主诉上腹部疼痛缓解或消失；掌握有关溃疡病的防治知识，能采取恰当的应对措施；无上消化道出血等并发症出现或被及时纠正；情绪稳定，保持良好的心理状态。

第二节　上消化道大量出血

一、病因

上消化道出血的病因很多，其中常见的有消化性溃疡、食管胃底静脉曲张破裂、急性糜烂出血性胃炎和胃癌。食管贲门黏膜撕裂综合征引起的出血亦不少见，少部分由胰、胆道病变引起，如胆囊或胆管结石或癌症、胰腺癌等。某些全身性疾病亦可引起出血，如白血病、血友病、尿毒症、应激性溃疡等。

二、临床表现

（一）呕血与黑便

呕血与黑便是上消化道出血的特征性表现：出血部位在幽门以上者常有呕血和黑便，在幽门以下者可仅表现为黑便。但出血量少而速度慢的幽门以上病变，亦可仅见黑便，而出血量大、速度快的幽门以下病变可因血液反流入胃，引起呕血。呕血及黑便的颜色、性质亦与出血量和速度有关。呕血呈鲜红色或有血块，则提示出血量大且速度快，血液在胃内停留时间短，未经胃酸充分混合即呕出；如呕血呈棕褐色咖啡渣样，则表明血液在胃内停留时间长，是经胃酸作用形成的正铁血红素所致的。柏油样黑便，黏稠而发亮，是血红蛋白中的铁与肠内硫化物作用形成的硫化铁所致的；当出血量大且速度快时，血液在肠内推进快，粪便可呈暗红色甚至鲜红色，需与下消化道出血鉴别；反之，空肠、回肠的出血如出血量不大，在肠内停留时间较长，也可表现为黑便，需与上消化道出血鉴别。

（二）失血性周围循环衰竭

上消化道大量出血时，由于循环血容量急剧减少，静脉回心血量相应不足，导致心排血量降低，常发生急性周围循环衰竭，其程度因出血量和失血速度而异。患者可出现头昏、心悸、乏力、出汗、口渴、晕厥等一系列组织缺血的表现。出血性休克早期体征有脉搏细速、脉压变小，血压可因机体代偿作用而正常甚至一时偏高，此时应特别注意血压波动，尤其是脉压。呈现休克状态时，患者表现为面色苍白、口唇发绀、呼吸急促、皮肤湿冷，呈灰白色或紫灰花斑，体表静脉塌陷；精神萎靡、烦躁不安，重者反应迟钝、意识模糊；收缩压降至 80 mmHg 以下，脉压小于 30 mmHg，心率加快至 120 次/分以上。休克时尿量减少，若补足血容量后仍少尿或无尿，应考虑并发急性肾衰竭。

（三）发热

大量出血后，多数患者在 24 小时内出现发热，一般不超过 38.5℃，可持续 3～5 天。发热机制可能与循环血容量减少、急性周围循环衰竭导致体温调节中枢功能障碍有关，失血性贫血亦为影响因素之一。

（四）氮质血症

上消化道大量出血后，肠道中血液的蛋白质消化产物被吸收，引起血中尿素氮浓度增高，称为肠性氮质血症。血尿素氮多在一次出血后数小时上升，24～48 小时达到高峰，3～4 天降到正常。

三、辅助检查

（一）实验室检查

测定红细胞、白细胞和血小板计数，以及血红蛋白浓度、血细胞比容、肝功能、肾功能、大便隐血等，有助于估计失血量及动态观察有无活动性出血，判断治疗效果及协助病因诊断。

（二）内镜检查

出血后 24～48 小时行急诊内镜检查，可以直接观察出血部位，明确出血的病因诊断，同时对出血灶进行止血治疗。

（三）X 线钡剂检查

X 线钡剂检查宜在出血停止且病情基本稳定数日后进行。

（四）其他

选择性动脉造影，如腹腔动脉造影、肠系膜上动脉造影，可帮助确定出血部位。

四、处理要点

应采取积极措施进行抢救：迅速补充血容量，纠正水电解质紊乱，预防和治疗失血性休克，给予止血治疗，同时积极进行病因诊断和治疗。

（一）补充血容量

立即配血，可先输入平衡液或葡萄糖盐水、右旋糖酐或其他血浆代用品，尽早输入全血，以尽快恢复和维持血容量及有效循环，最好保持血红蛋白不低于 90 g/L。输液量可根据估计的失血量来确定。

（二）止血措施

1.非食管-胃底静脉曲张破裂出血的止血措施

（1）药物止血。

（2）内镜直视下止血。

2.食管-胃底静脉曲张破裂出血的止血措施

（1）药物止血。

（2）内镜直视下止血。

（3）三腔或四腔气囊管压迫止血。

五、护理评估

根据引起上消化道大量出血的病因，应询问患者是否有：①惯性、周期性、节律性上腹痛；出血以冬春季节多见；出血前有营养失调、劳累或精神紧张、受寒等诱因。②服用阿司匹林、吲哚美辛、保泰松、肾上腺皮质激素等损伤胃黏膜的药物史或酗酒史，有创伤、颅脑手术、休克、严重感染等应激史。③病毒性肝炎、血吸虫病、慢性酒精中毒等引起肝硬化的病因，且有肝硬化性门静脉高压的临床表现。④40 岁以上男性，有渐进性食欲不振、腹胀、上腹持续疼痛、进行性贫血、体重减轻、上腹部肿块，出血后上腹痛无明显缓解。

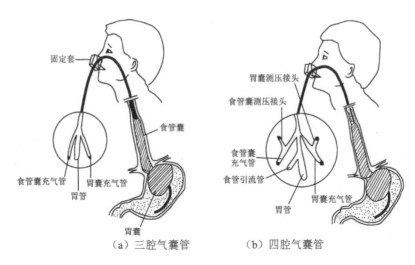

（a）三腔气囊管　　　（b）四腔气囊管

图 4-1　三（四）腔气管囊的应用

六、常见护理诊断及医护合作性问题

（一）体液不足

体液不足与上消化道大量出血有关。

（二）活动无耐力

活动无耐力与失血性周围循环衰竭有关。

（三）有受伤的危险

创伤、窒息、误吸与食管胃底黏膜长时间受压、囊管阻塞气道、血液或分泌物反流入气管有关。

七、护理目标

患者无继续出血的征象，血容量不足得到纠正，生命体征稳定；能够获得足够休息，活动耐力逐渐增加，能叙述活动时保证安全的要点；患者呼吸道通畅，无窒息、误吸，食管胃底黏膜未因受气囊压迫而损伤。

八、护理措施

（一）一般护理

1.休息与体位

大出血时患者应绝对卧床休息，取平卧位并将下肢略抬高，以保证脑部供血。

2.饮食护理

食管-胃底静脉曲张破裂出血、急性大出血伴恶心、呕吐者应禁食。少量出血无呕吐者，可进温凉、清淡的流质饮食。

（二）病情观察

1.出血量的估计

详细询问呕血和（或）黑便的发生时间、次数、量及性状，以便估计出血量和速度。

2.继续或再次出血的判断

观察中出现下列迹象，提示活动性出血或再次出血：①反复呕血，甚至呕吐物由咖啡色转为鲜红色。②黑便次数增多且粪质稀薄，色泽转为暗红色，伴肠鸣音亢进。③周围循环衰竭的表现经补液、输血而未改善，或好转后又恶化，血压波动，中心静脉压不稳定。④红细胞计数、血细胞比容、血红蛋白测定不断下降，网织红细胞计数持续增高。

3.出血性休克的观察

（三）用药护理

立即建立静脉通道。配合医生迅速、准确地实施输血、输液、各种止血治疗及用药等抢救措施，并观察治疗效果及不良反应。输液开始应快，必要时测定中心静脉压来作为调整输液量和速度的依据。

（四）心理护理

突然大量的呕血，常使患者及其家属极度恐惧不安。反复长期消化道出血，则容易使患者产生悲观、绝望的心理反应，对疾病的治疗失去信心。而患者的消极情绪，又可加重病情，不利于疾病的康复，应关心、安慰患者。抢救工作应迅速而不忙乱，以减轻患者的紧张情绪。经常巡视，当发生大出血时陪伴患者，使其有安全感。呕血或解黑便后及时清除血迹、污物，以减少对患者的不良刺激。解释各项检查、治疗措施，听取并解答患者或家属的提问，以减轻他们的疑虑。

（五）健康指导

1.饮食指导

注意饮食卫生和规律，进食营养丰富、易消化的食物，避免过饥或暴饮暴食，避免粗糙、刺激性的食物，或过冷过热、产气多的食物、饮料等，合理饮食是避免诱发上消化道出血的重要环节。

2.生活指导

生活起居要有规律，劳逸结合，保持乐观情绪，保证身心休息。应戒烟、戒酒，在医生指导下用药。慢性病者应定期门诊随访。

3.疾病知识指导

上消化道出血的临床过程从预后因引起出血的病因而异，应帮助患者和家属掌握有关疾病的病因和诱因、预防、治疗和护理知识，以减少再度出血的危险。

4.指导识别出血征象及应急

指导患者及家属学会早期识别出血征象及应急措施：若患者出现呕血、黑便或头晕、心悸等不适，立即卧床休息，保持安静，减少身体活动；呕吐时取侧卧位以免误吸；立即送医院治疗。

九、护理评价

患者出血停止，生命体征恢复正常；休息和睡眠充足，活动耐力增加或恢复至出血前的水平；患者活动时无晕厥、跌倒等意外发生；无窒息或误吸，食管胃底黏膜无糜烂、坏死。

第三节　腹腔穿刺术

一、适应证

（一）诊断性穿刺

（1）腹水原因不明，性质难以明确；腹部疾病诊断不清。

（2）疑有闭合性腹部损伤者。

（3）原因不明的休克、昏迷、急性贫血、腹膜炎。

（4）腹腔内肿块行细胞学检查。

（5）建扩人工气腹行检查、治疗或手术。

（二）治疗性穿刺

（1）严重腹水，影响心肺功能，需放腹水者。

（2）脓肿穿刺引流。

（3）腹腔内灌洗。

（4）腹膜透析。

（三）腹腔内给药

经腹腔给予抗生素、抗肿瘤药物、防止肠粘连药物等。

二、禁忌证

（1）广泛腹膜粘连、肠胀气明显者。

（2）有肝性脑病先兆、棘球蚴病及巨大卵巢囊肿者。

（3）大量腹水伴有严重电解质紊乱者，禁止大量放腹水。

（4）妊娠期、凝血机制不良、严重恶病质者。

（5）精神异常或不能配合者。

三、护理措施

（一）术前准备

（1）向患者解释操作目的、操作过程和术后注意事项。测量生命体征、腹围并做好记录，清洁腹部皮肤。术前排尿。精神过于紧张者给予适当镇静剂。

（2）准备一次性无菌腹腔穿刺包、无菌手套、局部麻醉药、将要注入的药物、多头腹带等。

（3）减少探视人员，关闭门窗，室温适宜。

（二）术中配合

（1）协助患者取半卧位或平卧位，腹水量少者可取侧卧位。暴露腹部，注意保暖。

（2）穿刺过程中密切监测生命体征，注意患者反应，如出现头晕、恶心、心悸、脉速、出汗、血压下降等应中止放液，并做相应处理。

（3）放腹水速度不宜过快，量不宜过多。需根据病情而定。

（4）穿刺后自上而下逐层包好腹带，嘱患者卧床休息，宜卧向穿刺点的对侧。

（5）协助留取标本并记录放腹水的量，腹水的颜色、性质。

（三）术后护理

（1）术后嘱患者健侧卧位 4 小时。

（2）继续监测生命体征，观察患者反应。

（3）观察穿刺部位有无渗血、渗液，保持穿刺点干燥。

（4）放腹水者术后再次测量腹围，并与术前的数值做比较。

第四节　纤维胃镜检查

纤维胃镜是目前应用广泛、进展较快的内镜检查技术，通过检查可直接观察胃、十二指肠病变的大小、部位及范围，可同时取组织标本行组织学或细胞学检查。

一、目的

（1）诊断食管、胃、十二指肠疾病。

（2）有消化系统症状或病变时可发现早期肿瘤。

（3）治疗（取异物、烧灼息肉、胃镜下止血等）。

二、适应证

（1）有明显消化道症状但原因不明者。

（2）上消化道出血需查明原因者。

（3）疑有上消化道肿瘤者。

（4）需要随访观察的病变，如消化性溃疡、萎缩性胃炎、胃部术后等。

（5）需行内镜治疗者，如摘取异物、急性上消化道出血的止血等。

三、禁忌证

（1）严重心肺疾病。

（2）休克、昏迷、癫痫发作等危重状态。

（3）急性食管、胃、十二指肠穿孔，腐蚀性食管炎的急性期。

（4）意识不清、精神失常不能配合检查者。

（5）严重咽喉疾病、主动脉瘤及严重的颈胸段脊柱畸形等。

四、护理措施

（一）术前准备

（1）向患者解释胃镜检查的目的、术前准备、操作过程及术后注意事项等。

（2）术前查肝功能、凝血酶原时间测定和乙型肝炎病毒表面抗原。

（3）检查前一天晚上患者禁食、禁水 8～12 小时，禁止吸烟。幽门梗阻者需先进行洗胃后再检查。

（4）术前常规注射地西泮 10 mg。

（二）术后护理

（1）患者因咽部麻醉影响吞咽功能，术后 2 小时禁饮食，不要吞咽唾液以免呛咳。2 小时后先喝水，若无呛咳及异物感可进食少量流质食物，逐渐过渡到正常饮食。

（2）术后可出现咽痛、咽喉部异物感，嘱患者不要用力咳嗽；如出现腹胀、腹痛可进行腹部按摩以促进肠蠕动。

（3）观察患者术后有无呕血或黑便及腹痛，如有应及时处理。

第五章　普通外科疾病护理

第一节　腹部损伤

一、实质性器官损伤

（一）临床表现

肝、脾、胰等实质性器官或大血管的损伤，临床表现以腹腔内出血症状为主，而腹痛及腹膜刺激征相对较轻，可表现为面色苍白，脉搏细速、脉压变小，尿量减少，神情淡漠等。根据出血速度和量的不同，有不同程度的失血表现，严重者血压可在短时间内迅速下降，发展成重度休克。腹痛的程度一般较轻，呈持续性，伤处压痛，可伴有轻、中度反跳痛，一般无明显腹肌紧张。但肝破裂并发胆汁性腹膜炎或胰腺损伤伴胰管断裂者，腹痛和腹膜刺激征常较脾破裂伤者更为明显。腹腔内积血较多时可有明显腹胀，移动性浊音阳性。

（二）辅助检查

1.实验室检查

大量失血时红细胞、血红蛋白及血细胞比容明显下降；胰腺损伤时可有血、尿淀粉酶值升高。

2.X 线检查

肝、脾破裂时，X 线可分别有右、左横膈抬高的表现，严重时肝、脾的正常外形发生改变。

3.B 超

B 超对实质性器官损伤和腹腔积液具有很高的诊断价值。

4.CT

CT 对软组织和实质性器官具有较高的分辨力，通过观察肝、脾的包膜是否完整，大小及形态结构有无异常，可较为准确地判断这些实质性器官有无损伤及其严重程度，还有助于判断腹腔内的出血量及腹膜后的损伤情况。

5.选择性心血管造影或数字减影血管造影

选择性心血管造影或数字减影血管造影对实质性器官破裂，血管损伤，肝、脾的实质内或包膜下血肿的诊断也具有较大价值。

6.诊断性腹腔穿刺术或灌洗术

诊断性腹腔穿刺术或灌洗术可判断腹内器官损伤的情况，若抽出不凝固的暗红色或鲜红色血液，提示实质性器官损伤或血管损伤；若抽出的血液很快凝固，多系误穿血管或刺入血肿所致；对穿刺液进行实验室检查如淀粉酶升高，对胰腺损伤有一定诊断参考价值。

（三）处理原则

1.脾破裂

对被膜下脾破裂和中央型脾破裂病例，可在严密观察下行非手术治疗，包括绝对卧床、出血、镇痛、预防继发感染等，并做好随时手术的准备。真性脾破裂，原则上在抗休克的同时行手术治疗，方法包括脾切除术、脾部分切除术或脾修补术。对于轻度的单纯性脾破裂，若出血量不大、出血速度慢，可在严密观察下行非手术治疗，治疗过程中若发生病情恶化，应即刻施行手术。

2.肝破裂

根据患者的全身情况、肝损伤的程度、有无腹腔内其他器官的合并伤及有无休克等情况决定治疗方法。术前和术中应做好抗休克治疗，预防多脏器功能衰竭。如有继续活动性出血，应尽早行剖腹手术。

3.胰腺损伤

高度怀疑或诊断为胰腺损伤者，应立即手术治疗。各类胰腺手术之后腹内均应留置引流物，因为胰瘘是胰外伤术后的常见并发症，故不仅要做到引流通畅，而且不能过早拔除引流管。

二、空腔器官损伤

（一）临床表现

胃肠道、胆道等空腔脏器破裂，以腹膜炎的症状和体征为主要表现，除胃肠道症状（恶心、呕吐、便血、呕血等）及稍后出现的全身性感染的表现外，最突出的是腹膜刺激征，其程度因空腔脏器内容物不同而异。通常胃液、胆汁、胰液的刺激最强，肠液次之，血液最轻。

若胃全层破裂，可立即出现剧烈的腹痛及腹膜刺激征。腹膜后十二指肠破裂时早期症状体征多不明显，随后症状体征不断加重，出现感染中毒症状，并进行性加重。空腔脏器破裂时腹腔内可有游离气体，表现为肝浊音界缩小或消失，继而可由肠麻痹而出现腹胀，严重时可发生感染性休克。

（二）辅助检查

1.实验室检查

血常规检查有白细胞总数及中性粒细胞比例升高，十二指肠损伤时可有血淀粉酶值升高。

2.X 线检查

腹部立位片（伤情较重者尽量避免）对于诊断腹腔内或腹膜后积气具有较高价值。胃肠破裂，特别是胃、十二指肠破裂，可表现为腹下新月形阴影，腹膜后积气常见于腹膜后十二指肠或结直肠穿孔。

3.B 超

B 超可发现腹腔内的积气，有助于空腔器官破裂或穿孔的诊断。行诊断性腹腔穿刺术或灌洗术，根据穿刺液性质可判断腹内脏器损伤的情况，若抽出胃肠内容物或气体（应排除穿入肠腔）提示胃肠道损伤；抽出胆汁，应考虑肝外胆管、胆囊或十二指肠损伤；对穿刺液进行实验室检查，如淀粉酶升高，提示十二指肠损伤。

（三）处理原则

1.胃、十二指肠损伤

疑胃、十二指肠破裂时应行剖腹探查，根据探查结果做出相应处理，并应附加减压手术，如置胃管、胃造口、空肠造口等，在胃、十二指肠周围放置有效的引流物，术后禁食并给予完全肠外营养（total parenteral nutrition, TPN），应用抗生素等治疗。

2.小肠损伤

明确诊断，立即手术治疗。方法：肠修补术和相应肠段切除小肠端端吻合术。术后给予抗感染等对症治疗。

3.结肠及直肠损伤

手术是结直肠损伤的唯一治疗手段，以前多采取分期手术，近年来随着急救措施、感染控制等条件的进步，施行一期修补或切除吻合的病例有增多趋势。对腹膜反折以下的直肠破裂，应对直肠周围间隙进行充分引流，以防感染扩散，并行乙状结肠造口术，使粪便改道直至直肠伤口愈合。

三、护理

（一）护理评估

1.术前评估

（1）健康史

询问患者或现场目击者及护送人员，了解受伤具体经过，包括受伤时间、地点、致伤因素，以及伤情、伤后病情变化、就诊前的急救措施等。

（2）身体状况

了解腹膜刺激征的程度和范围；有无伴随的恶心、呕吐；腹部有无移动性浊音，肝浊音界有无缩小或消失；肠蠕动有无减弱或消失，直肠指检有无阳性发现。了解生命体征及其他全身变化，通过全面细致的体格检查判断有无合并胸部、颅脑、四肢及其他部位损伤。了解辅助检查结果，评估手术耐受性。

（3）心理-社会评估

了解患者的心理变化，以及了解患者和家属对损伤后的治疗和可能发生的并发症的认知程度及家庭经济承受能力。

2.术后评估

患者了解手术的种类、术中患者情况、麻醉方式。手术后放置引流种类及位置，患者手术耐受程度，评估术后患者康复情况。

（二）护理诊断及医护合作性问题

1.体液不足

体液不足与损伤致腹腔内出血、渗出及呕吐致体液丢失过多有关。

2.疼痛

疼痛与腹部损伤、出血刺激腹膜及手术切口有关。

3.有感染的危险

感染与脾切除术后免疫力降低有关。

4.焦虑／恐惧

焦虑／恐惧与意外创伤的刺激、出血及内脏脱出等视觉刺激等有关。

5.潜在并发症

潜在并发症：腹腔感染、腹腔脓肿。

（三）护理目标

（1）患者体液平衡能得到维持。

（2）疼痛缓解。

（3）体温得以控制，未出现继发感染的症状。

（4）焦虑/恐惧程度缓解或减轻。

（5）护士能及时发现并发症并积极配合处理。

（四）护理措施

1.现场急救

腹部损伤常合并多发性损伤，急救时应分清轻重缓急。首先检查呼吸情况，保持呼吸道通畅；包扎伤口，控制外出血，将伤肢妥善外固定；有休克表现者应尽快建立静脉通路，快速输液；开放性腹部损伤者，妥善处理，伴有肠管脱出者，可覆盖保护，勿予强行回纳。

2.非手术治疗患者的护理

（1）一般护理。

①患者绝对卧床休息，给予吸氧，床上使用便盆；若病情稳定，可取半卧体位。

②患者禁食，防止加重腹腔感染。怀疑空腔器官破裂或腹胀明显者应进行胃肠减压。禁食期间全量补液，进行必要的输血，积极补充血容量，防止水、电解质及酸碱平衡失调。待肠蠕动功能恢复后，可开始进流质饮食。

（2）严密观察病情。每15～30分钟监测脉搏、呼吸、血压一次。观察腹部体征的变化，尤其注意腹膜刺激征的程度和范围，肝浊音界范围，移动性浊音的变化等。有下列情况之一者，考虑有腹内器官损伤。

①受伤后短时间内即出现明显的失血性休克表现。

②腹部持续性剧痛且进行性加重伴恶心、呕吐者。

③腹部压痛、反跳痛、肌紧张明显且有加重的趋势者。

④肝浊音界缩小或消失，有气腹表现者。

⑤腹部出现移动性浊音者。

⑥有便血、呕血或尿血者。

⑦直肠指检盆腔触痛明显、波动感阳性，或指套染血者。

观察期间需特别注意的事项：

①尽量减少搬动，以免加重伤情。

②诊断不明者不予注射止痛剂，以免掩盖伤情。

③怀疑结肠破裂者严禁灌肠。

（3）用药护理。遵医嘱应用广谱抗生素防治腹腔感染，注射破伤风抗毒素。必要时进行肠外营养支持。

（4）术前准备。除常规准备外，还应包括交叉配血试验，有实质性器官损伤时，配血量要充足；留置胃管；补充血容量，血容量严重不足的患者，在严密监测中心静脉压的前提下，可在15分钟内输入液体1 000～2 000 mL。

（5）心理护理。主动关心患者，提供人性化服务。向患者解释腹部损伤后可能表现的并发症、相关的治疗和护理知识，缓解其焦虑和恐惧，稳定其情绪，以便积极配合各项治疗和护理。

3.手术治疗患者的护理

根据手术种类做好术后患者的护理，包括监测生命体征、观察病情变化、禁食、胃肠减压、口腔护理。遵医嘱静脉补液、应用抗生素和进行营养支持，保持腹腔引流的通畅，积极防治并发症。

4.健康教育

（1）加强安全教育。宣传劳动保护、安全行车、遵守交通规则的知识，避免意外损伤的发生。

（2）普及急救知识。在意外事故现场能进行简单的急救或自救。

（3）出院指导。适当休息，加强锻炼，增加营养，促进康复。若有腹痛、腹胀、肛门停止排气排便等不适，应及时到医院就医。

（五）护理评价

（1）患者体液平衡能否得以维持，生命体征是否稳定，有无水电解质紊乱征象。

（2）腹痛有无缓解或减轻。

（3）体温是否正常，有无感染发生。

（4）焦虑／恐惧程度是否得到缓解或减轻，情绪是否稳定，能否配合各项治疗和护理。

（5）有无腹腔感染或脓肿发生，有无得到及时发现和处理。

第二节　胃癌

胃癌在我国各种恶性肿瘤中居首位，年平均死亡率为 25.53/10 万，好发年龄在 50 岁以上，男女发病率之比为 2：1。

一、病因

胃癌的确切病因尚未完全清楚，目前认为与下列因素有关。

（一）地域环境与饮食因素

胃癌发病有明显的地域性差别。日本、俄罗斯、南非、智利等国家较北美、西欧、印度等地区和国家发病率高；我国西北和东北部沿海地区胃癌的发病率较南方地区明显要高。长期食用熏烤、盐腌食品的人群胃远端癌发病率高；食物中缺乏新鲜蔬菜和水果与发病也有一定关系；吸烟与发病也有一定关系。

（二）幽门螺杆菌感染

幽门螺杆菌感染是引发胃癌的主要因素之一。我国胃癌高发区成人 Hp 感染率在 60% 以上，较低发区成人 Hp 感染率明显高。

（三）癌前病变

癌前病变是指一些增加胃癌发病危险性的良性胃疾病和病理改变，如胃息肉、慢性萎缩性胃炎及胃部分切除后的残胃。癌前病变是指容易发生癌变的胃黏膜病理组织学改变，并未达到恶性病变，是从良性上皮组织转变成癌过程中的交界性病理变化，如胃黏膜上皮的异形增生。

（四）遗传和基因

遗传与分子生物学研究显示，有血缘关系的胃癌患者的亲属其胃癌发病率比对照组高 4 倍。近期资料显示胃癌与癌基因、抑癌基因、凋亡相关基因及转移相关基因等改变有关。

二、临床表现

早期胃癌多无明显症状，少数患者有恶心、呕吐或类似溃疡病的上消化道症状，无特异性，故早期胃癌诊断率低。进展期胃癌最常见的临床症状是疼痛和体重减轻，患者常有明显的上消化道症状，如上腹部不适、进食后饱胀，因病情发展而上腹部疼痛加重、食欲减退、乏力、消瘦，部分患者伴恶心、呕吐。此外，因肿瘤的部位不同而有特殊表现。贲门胃底癌可有胸骨后疼痛和进行性吞咽困难，幽门附近的胃癌有幽门梗阻表现，肿瘤破坏血管后可有呕血、黑便等上消化道出血症状。晚期胃癌患者常出现贫血、消瘦、营养不良，甚至恶病质等表现。

三、处理原则

早期胃癌无特异性症状，患者就诊率低。为提高早期胃病诊断率，应对有胃癌家族史或既往有胃病史的人群定期检查。对于下列人群应做胃的相关检查：40 岁以上有上消化道症状而无胆道疾病者；原因不明的消化道慢性出血者；短期内体重明显减轻、食欲不振者。临床常用检查方法包括：X 线钡餐检查、纤维胃镜检查、腹部超声检查及螺旋 CT 与正电子发射体层成像检查。治疗方法推荐以手术治疗为主的综合治疗。

（一）手术治疗

胃癌手术治疗可分为根治性手术和姑息性手术两类。

（二）其他治疗

1.全身治疗

全身治疗包括化疗、生物免疫治疗、中医中药治疗等。

化疗用于根治性手术的术前、术中和术后，可延长生存期。晚期胃癌患者应采用适量化疗，能减缓肿瘤的发展速度，改善症状，有一定的近期效果。

2.局部治疗

局部治疗包括放疗、腹腔灌注疗法、动脉介入治疗等。

四、护理诊断及医护合作性问题

（一）恐惧/焦虑

恐惧/焦虑与环境改变、担心手术及胃癌预后有关。

（二）疼痛

疼痛与癌症及手术创伤有关。

（三）营养失调：低于机体需要量

营养失调与摄入不足及消耗增加有关。

（四）潜在并发症

潜在并发症：出血、感染、吻合口破裂或瘘、术后梗阻、倾倒综合征等。

五、护理措施

（一）术前护理

1.一般护理

患者应少量多餐，进食高蛋白、高热量、富含维生素、易消化的食物。对于营养状态差的患者，术前应予以纠正，必要时静脉补充血浆或全血，以提高手术的耐受力。术前一日进流质饮食。

2.术前准备

协助患者做好术前各种检查及手术前常规准备。

3.心理护理

根据患者情况做好安慰工作，真实而巧妙地回答患者提出的问题。解释相关的疾病和手术知识。

（二）术后护理

1.一般护理

（1）体位与活动。患者全身麻醉清醒，血压平稳后取低半卧位。患者卧床期间，协助患者翻身。在病情允许的情况下，鼓励患者早期活动。

（2）禁食与营养。术后患者暂禁食，禁食期间，遵医嘱静脉补充液体，维持水电解质平衡并补充必要营养素；准确记录24小时出入水量，以便保证合理补液；若患者营养状况差或贫血，应补充血浆或全血。拔除胃管后，试饮水或米汤，逐渐过渡到进食半量流质饮食、全量流质饮食、半流质饮食、软食，直至正常饮食。

2.病情观察

监测生命体征，每30分钟一次，病情平稳后延长间隔时间。

3.胃管与引流管的护理

保持管道通畅，妥善固定胃肠减压管和引流管，防止脱出；观察并记录胃管和引流管引流液体的颜色、性质和量。

4.疼痛护理

根据患者疼痛情况，适当应用止痛药物。

5.并发症的观察和护理

胃手术后主要并发症包括如下。

（1）出血。

（2）胃排空障碍。

（3）吻合破裂或瘘。

（4）十二指肠残端破裂。

（5）术后梗阻。

（三）健康教育

（1）向患者及家属讲解有关疾病康复的知识，让患者学会自我调节情绪，保持乐观态度，坚持综合治疗。

（2）指导患者饮食应定时定量，少量多餐，营养丰富，逐步过渡为正常饮食。少食腌制、熏制食品，避免进食过冷、过硬、过烫、过辣及油煎炸的食物。

（3）告知患者注意休息，避免过劳，同时劝告患者放弃喝酒、吸烟等对身体有危害性的不良习惯。

（4）告知患者及家属有关手术后期可能出现的并发症的表现和预防措施。

（5）向患者及（或）家属讲解化疗的必要性和副作用。

（6）患者定期门诊随访，若有不适及时就诊。

第三节　急性胰腺炎

急性胰腺炎是常见的急腹症之一，是胰酶激活后引起胰腺组织自身消化所致的急性炎症。病变程度轻重不等，分单纯性（水肿性）和出血坏死性（重症）胰腺炎两种。临床表现为急性上腹痛、发热、恶心、呕吐、血和尿淀粉酶增高，重症患者还可出现脉搏细速、血压下降、手足抽搐、消化道出血、精神症状乃至休克、急性呼吸衰竭、弥散性血管内凝血（disseminated intravascular coagulation, DIC）等。

一、护理评估

（一）术前评估

（1）患者既往有无胆道疾病、十二指肠病变，有无酗酒及暴饮暴食的习惯。

（2）腹痛的诱因、部位、性质、程度及放射部位。

（3）生命体征及意识状态变化，有无恶心、呕吐、腹胀、排气、排便异常等消化道症状。

（4）有无重症胰腺炎的征兆。

（5）各种化验及检查结果。血、尿淀粉酶增高及增高程度，血糖、电解质等其他生化指标，腹部 B 超与 CT 检查结果。

（6）患者及家属对疾病的认知程度、心理状态及家庭支持状况。

（二）术后评估

（1）麻醉、手术方式、术中出血、用药、补液情况。

（2）生命体征及意识状态，手术切口愈合和敷料情况。

（3）各种引流管情况。

（4）腹部体征的改变。

（5）各种检查及化验结果。

（6）进食及营养状况。

二、护理问题

（1）疼痛。

（2）体温过高。

（3）糖代谢紊乱。

（4）水电解质紊乱。

（5）营养失调：低于机体需要量。

（6）潜在并发症：急性呼吸衰竭、急性肾衰竭、心力衰竭与心律失常、消化道出血、胰性脑病、败血症及真菌感染、胰腺脓肿、假性囊肿、慢性胰腺炎。

（7）健康知识缺乏。

（8）焦虑。

三、护理措施

（一）一般护理

（1）急性发作期，患者应绝对卧床休息，无休克者取半卧位。协助患者做好生活护理，保持口腔、皮肤清洁。

（2）禁饮食，腹胀严重者给予胃肠减压。禁食期间给予胃肠外营养支持，如患者口渴可含漱口液或湿润口唇。待症状好转逐渐给予清淡流质、半流质的软食。恢复期仍禁止高脂饮食。

（3）密切观察生命体征变化、尿量及意识状态，及早发现脏器衰竭或休克。记录24小时出入量。动态观察腹痛情况，如腹痛的部位、疼痛程度、伴随症状，并做好详细记录。

（4）观察患者的呼吸形态，必要时给予氧气吸入。指导患者深呼吸和有效咳嗽，协助翻身、排痰或给予雾化吸入，如出现严重呼吸困难或缺氧情况，应给予气管插管或气管切开，应用呼吸机辅助呼吸。

（5）定时留取标本，监测血生化指标及电解质、酸碱平衡情况。

（6）严格执行医嘱，用药时间、剂量明确，必要时可使用微量泵输液。根据病情调节输液速度。发生低血钙抽搐时可静脉注射葡萄糖酸钙。血糖升高时可应用胰岛素降糖，注意监测血糖变化。

（7）多与患者交流，消除不良情绪，指导患者使用放松技术，如缓慢地深呼吸，使全身肌肉放松。

（8）积极做好抗休克治疗，病情危急需行手术治疗时应积极做好手术准备。

（二）症状护理

1.疼痛的护理

（1）剧烈疼痛时，患者可取弯腰、屈膝侧卧位以减轻腹痛，注意安全，必要时加用床挡。

（2）遵医嘱给予镇痛、解痉、胰酶抑制剂。但禁用吗啡，以防引起奥迪（oddi）括约肌痉挛加重病情。

（3）观察用药后患者腹痛有无减轻，疼痛的性质及特点有无改变，及时发现腹膜炎或胰腺脓肿。

（4）腹胀严重者做好胃肠减压的护理。记录 24 小时出入量，作为补液依据。

2.体温过高的护理

（1）监测体温及血常规变化，注意热型及体温升高的程度。

（2）采用物理降温并观察降温效果，体温下降过程中须防止大量出汗引起的脱水。

（3）合理应用抗生素及降温药物，严格执行无菌操作。

（4）并发症的观察及护理。

①急性呼吸窘迫综合征：监测血氧饱和度及呼吸形态、动脉血气分析，应用糖皮质激素，必要时行机械通气。

②急性肾衰竭：记录 24 小时出入量，每小时观察记录尿量，合理补液，必要时行透析治疗。

③休克：密切观察生命体征、意识状态及末梢循环，静脉补液，必要时应用血管活性药物。

④DIC：评估皮肤黏膜出血点，检查凝血功能，遵医嘱抗凝治疗。

⑤心功能衰竭：进行心电监护和血流动力学监测，严格记录出入液量。输液时严格控制滴速。

⑥胰腺假性囊肿：必要时行手术治疗。

⑦出血：急性胰腺炎易引起应激性胃溃疡出血，使用 H_2RA 和抗酸药物可预防和治疗胃出血。有腹腔出血者应做好急诊手术准备。

（三）术后护理

1.多种管道的护理

患者可能同时有胃管、尿管、氧气管、输液管、肠道造瘘管、"T"管，以及腹腔引流管等。护理时要注意以下三点。

（1）了解每根导管的作用。

（2）妥善固定，保持有效引流，严格无菌操作，定期更换引流袋。

（3）准确记录各种引流物的性状、颜色、量。

2.伤口的护理

观察有无渗血、渗液、伤口裂开；并发胰瘘时要注意保持负压引流通畅，并保护瘘口周围皮肤。

3.维持营养需要

完全胃肠外营养的同时，采用经空肠造瘘管灌注要素饮食；若无不良反应，可逐步过渡到全肠内营养和经口进食。开始宜进食少量米汤或藕粉，再逐渐增加营养素量，但应限制高脂肪膳食。

4.防治休克，维持水电解质平衡

准确记录 24 小时出入量，监测水、电解质状况；建立两条静脉输液通路，注意输液顺序及调节输液速度。

5.控制感染，降低体温

监测体温和血白细胞计数变化，根据医嘱给予抗生素。协助并鼓励患者定时翻身、深呼吸、有效咳嗽及排痰，加强口腔和尿道口护理，预防口腔、肺部和尿路感染。

6.并发症的观察与护理

（1）术后出血：按医嘱给予止血药物，定时监测血压、脉搏，出血严重者应行手术。

（2）胰腺或腹腔脓肿：急性胰腺炎患者术后两周如出现发热、腹部肿块，应检查并确定有无胰腺脓肿或腹腔脓肿的发生。

（3）胰瘘：保持负压引流通畅，保护创口周围皮肤，防止胰液对皮肤的浸润和腐蚀。

（4）肠瘘：腹部出现明显的腹膜刺激征，有含粪便的内容物流出即可明确诊断，应注意保持局部引流通畅。保持水电解质平衡。加强营养支持。

7.心理护理

患者由于发病突然、病情重、病程长，常会产生恐惧、悲观情绪。应为患者提供安静舒适的环境，耐心解答患者的问题，帮助其树立战胜疾病的信心。

四、护理评价

（1）患者是否明确腹痛的原因，腹痛能否逐渐缓解及有无腹膜炎等并发症的发生。

（2）胃肠减压引流是否通畅，有无明显失水征，血生化检查结果显示水、电解质和酸碱度是否在正常范围。

（3）是否发生休克和严重的全身并发症，或发生时被及时发现和抢救。

（4）体温是否恢复到正常范围。

五、健康教育

（1）患者养成规律的饮食习惯，避免暴饮暴食。禁食刺激性强、产气多、高脂肪和高蛋白的饮食，以防复发。

（2）禁烟禁酒。

（3）积极治疗胆道疾病。

（4）定期门诊复查，出现紧急情况时及时到医院就诊。

第六章　妇科炎症护理

第一节　阴道炎

一、滴虫阴道炎

（一）病因

滴虫阴道炎由阴道毛滴虫引起，是最常见的一种阴道炎症。滴虫呈梨形，体积为多核白细胞的2～3倍。滴虫顶端有4根鞭毛，体部有波动膜，后端尖并有轴柱凸出。活的滴虫透明无色，如水滴，鞭毛随波动膜的波动而活动。滴虫适宜在温度为25～40℃、pH值为5.2～6.6的潮湿环境中生长。月经前后，阴道pH值接近中性，隐藏在腺体及阴道皱襞中的滴虫常得以繁殖，造成滴虫性阴道炎。妊娠期、产后等阴道环境发生改变时，常引起炎症的发作。滴虫还可寄生于尿道、尿道旁腺、肾盂，以及男性包皮褶、尿道、前列腺等处。

（二）传播途径

（1）直接传播：经过性交传播。

（2）间接传播：经游泳池、浴盆、厕所、衣物等传播。

（3）医疗性传播：通过污染的器械及敷料传播。

（三）临床表现

1.症状

典型症状是阴道分泌物增多伴外阴瘙痒，分泌物呈稀薄泡沫状，若有其他细菌混合感染，则白带可呈黄绿色、血性、脓性且有臭味，外阴瘙痒部位在阴道口和外阴。

2.体征

检查时可见阴道黏膜充血，严重时有散在的出血点。

3.辅助检查

（1）悬滴法。

（2）培养法。

（四）处理原则

（1）全身治疗。

（2）局部治疗。

（五）护理诊断

（1）黏膜完整性受损与阴道炎症有关。

（2）舒适度改变与外阴、阴道瘙痒、疼痛、分泌物增多有关。

（3）缺乏预防、治疗滴虫性阴道炎的知识。

（六）护理目标

（1）患者阴道分泌物转为正常性状，瘙痒、疼痛症状减轻。

（2）患者能叙述该病的有关知识并积极治疗，其丈夫也能同时治疗。

二、念珠菌病

（一）病因

念珠菌病也称外阴阴道假丝酵母菌病，由白假丝酵母菌引起，其发病率仅次于滴虫性阴道炎。此菌不耐热，当加热至60℃，持续1小时即死亡，但对干燥、日光、紫外线及化学试剂等抵抗力较强。

（二）传染途径

传染途径主要是自身传染，寄生于人的口腔、阴道、肠道的假丝酵母菌互相自身传播，也可以通过性交直接传播或接触感染的衣物间接传播。

（三）处理原则

（1）消除病因。

（2）全身用药。

（3）局部用药。

（四）护理评估

1.病史

了解患者有无糖尿病，使用抗生素、雌激素种类、时间，是否妊娠。

2.身体评估

（1）症状。了解患者阴道分泌物量、性状、气味。

（2）体征。护理体检了解阴道黏膜受损程度，有无红肿糜烂、溃疡及白色块状物覆盖。

（3）辅助检查。分析判断悬滴法的结果，检验真菌动态变化情况。

（五）护理措施

（1）健康教育。

（2）阴道灌洗。

（3）孕妇患病要积极治疗，否则阴道分娩时新生儿易传染为鹅口疮。

第二节　慢性宫颈炎

一、病因

慢性宫颈炎多见于分娩、流产或手术损伤宫颈后，病原菌侵入而引起感染，或由急性宫颈炎未治疗或治疗不彻底转变而来。主要致病菌是葡萄球菌、链球菌、大肠埃希菌和厌氧菌。

二、病理

（一）宫颈糜烂

（1）单纯型糜烂。

（2）颗粒型糜烂。

（3）乳突型糜烂。

（二）宫颈肥大

由于慢性炎症的长期刺激，宫颈组织充血、水肿、腺体及间质增生，使宫颈肥大，但表面光滑。由于结缔组织增生而使宫颈硬度增加。

（三）宫颈息肉

慢性炎症长期刺激使宫颈局部黏膜增生，向宫颈外口突出而形成息肉，息肉为一个或多个不等、色红、质脆、易出血。直径约为 1 cm，由于炎症存在，息肉去除后常有复发。

（四）宫颈腺囊肿

在宫颈糜烂愈合的过程中，新生的鳞状上皮覆盖宫颈腺管口或伸入腺管，将腺管口阻塞。腺管周围的结缔组织增生或瘢痕形成，压迫腺管，使腺管变窄甚至阻塞，腺体分泌物引流受阻、潴留而形成囊肿。囊肿表面光滑，呈白色或淡黄色。

三、临床表现

（一）症状

症状主要为白带增多，由于病原体、炎症范围、程度不同，白带性状不同。

（二）体征

体征检查可见宫颈有不同程度的糜烂、囊肿、肥大或息肉。

（三）心理-社会评估

患者因疾病而害怕，拒绝性生活，因担心癌变而焦虑。

四、处理原则

（一）物理疗法

常用的方法有宫颈激光、冷冻、红外线凝结等。

（二）手术疗法

宫颈息肉可手术切除，宫颈肥大、宫颈糜烂较深者且累及宫颈管者可行宫颈切除术。

五、护理评估

（一）病史

了解患者婚育史、阴道分娩史、妇科手术史、宫颈损伤等情况，评估患者日常卫生习惯。

（二）身体评估

1.症状

了解白带性状，有无血性白带或性交后出血、腰骶部疼痛，盆腔部下坠疼等症状。

2.体征

评估糜烂面积大小和程度，有无息肉、囊肿、肥大。

（三）心理-社会评估

由于病程较长，白带多有异味致外阴不舒服或精神不爽，患者思想压力大。要详细评估患者的心理状态、家属态度。

六、护理诊断

（1）皮肤完整性受损与宫颈上皮糜烂和炎症刺激有关。
（2）舒适的改变与白带增多有关。
（3）焦虑与害怕宫颈癌有关。

七、护理目标

（1）患者症状消失，舒适感增加。
（2）患者焦虑感消失，积极面对生活。

八、护理评价

（1）患者焦虑感消失，积极面对生活。
（2）患者积极配合治疗，症状消失，舒适感增加。

第三节 慢性盆腔炎

一、病因

慢性盆腔炎常由急性盆腔炎治疗不彻底、不及时或患者体质较弱、病程迁延导致。致病菌包括金黄色葡萄球菌、乙型溶血性链球菌、大肠埃希菌、脆弱拟杆菌、衣原体、淋病奈瑟球菌。

二、病理

（一）慢性子宫内膜炎

慢性子宫内膜炎可发生于产后、流产后或剖宫产后，由胎盘、胎膜残留或子宫复旧不良致感染，也可见于老年妇女绝经后雌激素低下、子宫内膜菲薄而易受细菌感染。

（二）慢性输卵管炎与输卵管积水

慢性输卵管炎多为双侧，输卵管呈轻度或中度肿大，伞端可闭锁并与周围组织粘连。

（三）输卵管卵巢炎及输卵管卵巢囊肿

当输卵管炎症波及卵巢时可互相粘连形成炎性包块，或伞端与卵巢粘连贯通，液体渗出而形成输卵管卵巢脓肿，脓液被吸收后可形成输卵管卵巢囊肿。

（四）慢性盆腔结缔组织炎

慢性盆腔结缔组织炎多由慢性宫颈炎症发展而来。宫颈的淋巴管与宫旁结缔组织相通，宫颈炎症蔓延至宫骶韧带，使纤维组织增生、变硬，子宫固定，宫颈旁组织也增厚变硬。

三、临床表现

（一）症状

（1）有月经不调、痛经或经期延长。

（2）不孕及异位妊娠，由输卵管阻塞导致。

（3）月经异常。

（二）体征

妇科检查：子宫内膜炎时，子宫增大、压痛，子宫常后位，活动受限，粘连固定。

四、处理原则

（一）子宫内膜炎

产后、流产后疑有胎盘、胎膜残留者，应用抗生素后行刮宫术。

（二）输卵管炎或输卵管卵巢炎

常用综合治疗如下。

1.中药治疗

中药以清热利湿、活血化瘀为主，也可用中药外敷腹部或小剂量灌肠。

2.物理疗法

常用方法有短波、超短波、离子透入、蜡疗等。

3.其他药物治疗

在应用抗生素的同时使用α-糜蛋白酶或透明质酸酶和地塞米松。

（三）慢性盆腔炎

慢性盆腔炎采用综合治疗方法。

（四）输卵管积水和输卵管卵巢囊肿

输卵管积水和输卵管卵巢囊肿可手术治疗。

（五）一般治疗

加强锻炼，增强营养，提高机体抵抗力。

五、护理诊断

（1）疼痛与炎症引起的下腹疼痛、肛门坠痛有关。

（2）睡眠形态紊乱与疼痛或心理障碍有关。

（3）焦虑与病程长、治疗效果不明显或不孕有关。

六、护理目标

（1）患者疼痛症状减轻或消失。

（2）患者能保证足够的睡眠。

（3）患者的焦虑程度减轻。

七、护理评价

（1）患者自诉舒适感增加、活动自如，没有痛苦表情。

（2）患者精神良好，没有疲倦感。

（3）患者能积极配合治疗，参与护理措施的实施，正确处理与家人的关系。

第七章　妇科肿瘤手术护理

第一节　子宫颈癌

一、病因

（1）初次性生活时间及性伴侣数目。

（2）性卫生及分娩次数。

（3）病毒感染。

（4）其他。

二、转移途径

（一）直接蔓延

癌组织直接侵犯邻近组织和器官，向下蔓延至阴道，向上累及子宫，向两侧扩散至主韧带及阴道旁组织，向前、向后蔓延可侵犯膀胱、直肠、盆壁等。

（二）淋巴转移

癌组织侵入淋巴管后，随淋巴液向子宫旁、宫颈旁或输尿管旁、腹股沟、腹主动脉旁淋巴结蔓延。晚期可出现锁骨旁淋巴结转移。

（三）血行转移

血行转移常发生于晚期，癌组织破坏小静脉后经体循环转移。一般转移至肺、肾或脊柱等处。

三、临床分期

采用国际妇产科联盟（FIGO 2000 年）的宫颈癌临床分期，大体分为如下五期。

（1）0 期：原位癌（浸润前癌）。

（2）Ⅰ期：癌灶局限在宫颈。

（3）Ⅱ期：癌灶超出宫颈，阴道浸润未达下 1/3，宫旁浸润为大盆壁。

（4）Ⅲ期：癌灶扩散至盆壁和（或）累及阴道下 1/3，致肾盂积水或肾无功能。

（5）Ⅳ期：癌灶播散超出真骨盆，或癌浸润膀胱黏膜及直肠黏膜。

四、临床表现

（一）生理方面

1.症状

（1）阴道流血。

（2）阴道排液。

2.体征

早期局部可无明显变化，宫颈光滑或呈一般宫颈炎表现。随着疾病的进展，不同类型的子宫颈癌表现出特异性的局部体征。外生性可见宫颈息肉状或乳头状突起的赘生物外向生长，可向阴道突出形成菜花状赘生物，表面不规则，继发感染时见灰白色渗出物，触之易出血。内生型可见子宫颈肥大、质硬。宫颈管如桶状。

3.辅助检查

（1）宫颈刮片细胞学检查。

（2）碘试验。

（3）阴道镜检查。

（二）心理-社会评估

宫颈癌早期无明显症状，随着病程进展，恶臭的阴道排液使患者难以忍受，癌肿穿破邻近器官形成瘘管，给患者带来巨大的心理应激。

五、处理原则

处理原则：以手术治疗为主，配合放疗和化疗。

（一）手术治疗

行子宫根治术加盆腔淋巴结清扫术。

（二）放射治疗

放射治疗包括腔内及体外照射两种。腔内照射多用后装治疗机，放射源为 ^{137}铯（^{137}Cs）等；体外照射多用直线加速器，放射为 ^{60}钴（^{60}Co）等。

（三）手术加放射综合治疗

先行放疗局限病灶，后再行手术；或手术后证实有淋巴或宫旁组织转移者，放疗作为手术的补充治疗。

六、护理诊断

（1）恐惧与子宫颈癌的确诊及可能的不良预后有关。

（2）营养失调与阴道流血、癌症消耗有关。

（3）排脓异常与子宫颈癌根治术后影响膀胱功能有关。

（4）自我形象紊乱与疾病及术后长期留置尿管有关。

七、护理目标

（1）患者接受诊断，配合各种检查、治疗。

（2）患者营养状况改善。

（3）患者排尿功能恢复良好。

（4）患者能正确面对疾病，接受现实。

第二节　子宫肌瘤

一、肌瘤变性

（一）玻璃样变性

玻璃样变性最常见。肌瘤剖面漩涡状结构消失，被均匀透明样物质取代，呈苍白色。

（二）囊性变

囊性变常继发于玻璃样变，组织坏死、液化后形成多个囊腔或融合成一个大囊腔，内含清澈无色液体或胶冻状物质。

（三）红色变性

红色变性为一种特殊类型坏死，原因不清楚，多见于妊娠期或产褥期。

（四）肉瘤变

肉瘤变较少见。多见于高龄妇女，因症状不明显，易被忽视。

（五）钙化

钙化多见于蒂部狭小、供血不足的浆膜下肌瘤和绝经后妇女的肌瘤。

二、分类

（一）肌壁间肌瘤

肌壁间肌瘤占子宫肌瘤的60%～70%。肌瘤位于子宫肌壁内，周围被正常的子宫肌层包绕，为最常见的类型。

（二）浆膜下肌瘤

浆膜下肌瘤约占子宫肌瘤的20%。

（三）黏膜下肌瘤

黏膜下肌瘤占子宫肌瘤的10%～15%。

三、处理原则

（一）保守观察

（1）随访观察。
（2）药物治疗。

（二）手术治疗

手术治疗适用于肌瘤超过2个月的妊娠子宫，症状明显导致继发贫血、肌瘤生长过快、保守治疗失败的患者，手术途径可经腹或经阴道。手术方式有肌瘤切除术、子宫全切术、子宫次全切除术。对35岁以下未育、需保留子宫者，一般采取肌瘤切除术；对肌瘤较大、症状明显、药物治疗无效、不需要保留生育功能或疑恶变者，应行子宫次全切除术或子宫全切术。

四、护理诊断

（一）营养失调

营养失调与月经改变、长期出血有关。

（二）知识缺乏

患者缺乏关于子宫肌瘤疾病的发生、发展、治疗及护理的知识。

（三）焦虑

焦虑与月经异常、影响正常生活有关。

五、护理目标

（1）患者贫血得到纠正，营养状况得到改善。

（2）患者获得有关子宫肌瘤及其健康保健的知识。

（3）患者焦虑程度减轻或消失。

六、护理措施

（1）提供疾病知识，增强患者治疗信心。

（2）病情观察，对症护理。

（3）做好术后护理和出院指导。

（4）提供随访观察，强调定期复查。

第八章　产科护理

第一节　正常产前护理

一、护理评估

（1）产科病史评估，药物治疗或过敏史。

（2）产妇生命体征，胎儿胎心及胎动。

（3）阴道流血情况。

（4）有无破水，破水时间，羊水的量、性质。

（5）产妇及家属的心理状态和经济支持状况。

二、护理问题

（1）焦虑。

（2）舒适改变。

（3）疼痛。

（4）体液过多。

（5）健康知识缺乏。

三、护理措施

（1）产妇入院后护理人员应热情诚恳接待，做入院介绍，让产妇填写入院病历，测体温、脉搏、呼吸、血压及体重并记录，及时通知医生。

（2）尚未临产者护送至病房床前，协助产妇更换衣裤，嘱注意饮食及休息。

（3）心理护理。让产妇说出焦虑的感受，耐心解释产妇提出的有关问题，及时告知产程进展情况，使其树立信心，积极配合，帮助其认识到分娩是生理过程。

（4）教会产妇自我监护胎动、胎心，每2小时测1次。

（5）关心体贴产妇，执行保护性医疗制度。

四、护理评价

（1）产妇情绪是否稳定，焦虑是否解除。

（2）产妇体液是否平衡。

（3）胎儿有无伤害。

（4）产妇能否耐受宫缩引起的疼痛，保持适当的摄入与排泄。

五、健康教育

（1）教会产妇自数胎动。

（2）产妇若出现阴道流血、流液及时报告医生。

（3）临产与先兆临产的症状与区别。

（4）产妇了解分娩的一般过程。

第二节　正常产后护理

一、护理评估

（1）产妇的生命体征及疼痛情况。

（2）外阴、恶露、宫底情况。

（3）乳汁分泌及新生儿哺乳情况。

（4）排尿情况。

（5）产妇心理状态及角色转换。

二、护理问题

（1）疼痛。

（2）潜在并发症：感染、产后出血。

（3）母乳喂养困难。

（4）健康知识缺乏。

三、护理措施

（一）一般护理

（1）休养环境应安静舒适、冷暖适宜、空气新鲜。

（2）了解分娩情况，以便重点观察及护理。

（3）产妇及时补充水分。

（4）指导产妇母乳喂养，鼓励按需哺乳。

（二）会阴护理

（1）产妇保持外阴清洁，协助和指导产妇更换消毒纸垫。

（2）擦洗外阴时，观察伤口愈合情况，发现红、肿、硬结者告知医生及时处理，可用 50％硫酸镁热敷或行红外线照射等理疗。

（3）有侧切伤口者，指导其健侧卧位，以保持伤口清洁干燥。

（三）乳房护理

（1）哺乳前产妇应洗手，用温水清洗乳头。

（2）哺乳时产妇及婴儿均应采取舒适的卧位。

（3）乳汁不足者，在指导下进行按需哺乳和夜间哺乳，合理补充营养和进行休息，不要给婴儿过早添加辅食。

四、护理评价

（1）产妇和新生儿有无产伤。

（2）产妇出血量是否少于 500 mL。

（3）产妇能否与新生儿皮肤接触，新生儿能否及早吸吮。

五、健康教育

（1）指导产妇按摩子宫。

（2）产妇保持外阴清洁。

（3）宣传母乳喂养的方法及好处。

第三节　剖宫产

一、护理评估

（1）手术情况：麻醉、手术方式、术中情况。

（2）生命体征，氧饱和度情况，疼痛的程度。

（3）切口有无渗血、渗液。

（4）尿量。

（5）补液及进食情况。

二、护理问题

（1）疼痛。

（2）出血。

（3）感染。

（4）健康知识缺乏。

三、护理措施

（一）术前护理

（1）执行产科一般护理常规。

（2）通知产妇手术时间，根据病情交代注意事项。做好术前准备：备皮、交叉配血、术前6小时产妇禁饮食。

（3）产妇更换衣裤，按医嘱留置导尿管。

（4）手术前重复听胎心及检查各项工作是否完善，胎心异常者立即通知医生。

（二）术后护理

（1）安置产妇，向医生了解手术过程。

（2）鼓励产妇早期活动。

（3）按医嘱给予镇静剂，观察用药效果及副作用。

（4）协助母乳喂养，按需哺乳。

四、护理评价

（1）产妇有无感染，体温是否正常，伤口是否愈合好。

（2）产妇子宫是否复旧良好、无压痛；生活能否自理；是否熟悉护理新生儿知识。

（3）新生儿有无产伤，产妇出院时是否有并发症。

五、健康教育

（1）教会产妇缓解疼痛的方法。

（2）向产妇讲解早期活动及早期哺乳的意义。

第四节　正常分娩期产妇的护理

一、第一产程的护理

（一）护理评估

（1）预产期、婚育史及高危因素，有无阴道流血及破膜，规律宫缩出现的时间、强度及频率。

（2）宫口扩张和胎头下降情况。

（3）有无胎儿宫内缺氧状况。

（二）护理问题

（1）疼痛。

（2）教育知识缺乏。

（3）焦虑。

（三）护理措施

（1）产妇入院后护理人员应热情诚恳接待，做入院介绍，让产妇填写入院病历，测体温、脉搏、呼吸、血压及体重并记录。

（2）心理护理。让产妇说出焦虑的感受，耐心解释产妇提出的有关问题，及时告知产程进展情况，使其树立信心，积极配合，使其认识到分娩是生理过程。

（3）观察生命体征。

（四）护理评价

（1）产妇能否耐受宫缩引起的疼痛，保持适当的摄入与排泄。

（2）产妇能否描述正常分娩过程及各产程的配合措施。

二、第二产程的护理

（一）护理评估

（1）产程进展情况及胎儿宫内情况，第一产程的经过及处理。

（2）产妇目前的心理状态，有无焦虑、急躁、恐惧情况。

（3）新生儿身长、体重，外观有无畸形。

（二）护理问题

（1）疼痛。

（2）心理状态。

（3）产伤。

（4）婴儿产伤。

（三）护理措施

（1）心理护理。

（2）观察产程进展。

（3）指导产妇屏气。

（4）做好接产准备及接产。

（四）护理评价

（1）产妇情绪是否稳定，是否配合分娩。

（2）产妇和新生儿有无产伤。

三、第三产程的护理

（一）护理评估

（1）了解第一、第二产程的经过及处理。

（2）产妇的情绪状态，对新生儿的性别、健康及外形等是否满意，是否进入母亲角色等。

（二）护理问题

（1）疼痛。

（2）产后出血。

（3）胎盘、胎膜残留。

（4）母乳喂养不足。

（三）护理措施

（1）新生儿护理。清理呼吸道；阿普加（Apgar）评分；处理脐带。

（2）协助胎盘娩出并检查。

（3）检查胎盘、胎膜娩出。

（4）检查软产道。

（5）预防产后出血。

（四）护理评价

（1）产妇出血量是否少于 500 mL。

（2）产妇能否与新生儿皮肤接触、新生儿能否及早吸吮。

（五）健康教育

（1）及时向产妇及家属介绍产程进展情况，增强对自然分娩的信心。

（2）向产妇传授产程中用力的技巧。

（3）指导产妇选择合适的镇痛方式。

参考文献

[1]吕学正. 外科护理学[M]. 杭州：浙江大学出版社，1993.

[2]魏陶军，宁方霞，段元娥. 实用临床常见疾病护理[M]. 昆明：云南科技出版社，2009.

[3]李树贞. 现代护理学[M]. 北京：人民军医出版社，2000.

[4]毕璧. 妇产科护理[M]. 南京：东南大学出版社，2009.

[5]陈晓燕. 妇产科护理[M]. 武汉：湖北科学技术出版社，2010.

[6]陈秀娟. 妇科护理[M]. 北京：人民军医出版社，2010.

[7]钟玉杰. 护理学基础[M]. 北京：北京科学技术出版社，2009.

[8]陈灏珠，林果为，王吉耀. 实用内科学[M]. 14 版. 北京：人民卫生出版社，2013.

[9]周春美. 护理学基础[M]. 上海：上海科学技术出版社，2006.

[10]曹伟新，李乐之. 外科护理学[M]. 4 版. 北京：人民卫生出版社，2006.

[11]李小萍. 基础护理学[M]. 2 版. 北京：人民卫生出版社，2006.

[12]孟凡敏，迟秋艳，孙秀芳，等. 实用临床护理与技术[M]. 天津：天津科学技术出版社，2009.

[13]沈兴艳，刘淑艳，单晓红. 实用临床医疗护理技术[M]. 哈尔滨：黑龙江科学技术出版社，2009.